秀吉の六本指

Dr. シノダが読み解く歴史の中の医療

龍馬の梅毒

愛知県医療療育総合センター
名誉総長
篠田達明
Tatsuaki Shinoda

金原出版株式会社

はじめに

　臨床雑誌『整形・災害外科』（金原出版発行）に【医療史回り舞台】と題するエッセイの第1回を掲載したのは同誌の1992年6月号でした。そして2019年9月号の第327回をもって足かけ28年，長期連載の幕を閉じました。

　この間，毎号1度も休まずに執筆をつづけることができましたのは，折に触れて順天堂大学名誉教授の山内裕雄先生をはじめ，全国の諸先生方からさまざまな感想や励ましのコメントをいただいたおかげです。

　そしてこのたび金原出版編集部より，連載エッセイを単行本にしては，との申し出があり，ありがたくお受けすることにしました。

　そこで全327話の中から百話を抽出し，一部は加筆修正して単行本といたしました。本書の各話はそれぞれ独立していますので，臨床の合間など頭休めに任意の頁をひらいてお読みくだされば著者として望外の悦びです。

　金原出版編集部の山下眞人氏には，エッセイの連載当初から最終回までの長期間ねばり強く支えていただき，なおかつ単行本化に当っても終始担当していただきました。末尾ながら厚く御礼申しあげます。

　2020年 春

篠田 達明

Contents

目次

はじめに ……………………………………………………………………………………… *i*

目
次

序 章　天上天下唯我独尊

第 1 話　わが国の司法解剖の嚆矢 ……………………………………………………… *2*
第 2 話　モナリザの黄色腫 ………………………………………………………………… *4*
第 3 話　ツタンカーメン王 早逝の謎 ……………………………………………………… *6*
第 4 話　釈迦の涅槃像はなぜ右側臥位か ……………………………………………… *8*
第 5 話　「ひるこ」と「えびす」 ……………………………………………………………… *10*

第Ⅰ章　望月の欠けたることもなしと思へば

第 6 話　スポーツ外傷のルーツ ─当麻蹴速と野見宿禰─ ………………………… *14*
第 7 話　インフルエンザに倒れた大横綱 ……………………………………………… *16*
第 8 話　歴代横綱のBMI ……………………………………………………………… *18*
第 9 話　藤原道長の生活習慣病 ………………………………………………………… *20*
第10話　電撃性猩紅熱に斃れた平清盛 ……………………………………………… *22*
第11話　天然痘の猛威 …………………………………………………………………… *24*
第12話　ハンセン病への差別と隔離 …………………………………………………… *26*
第13話　幕末・明治のコレラ大流行 …………………………………………………… *28*

第Ⅱ章　遺し置く そのみどり子の 心こそ
思ひやられて かなしかりけり

第14話　奈良時代の労災認定と福祉制度 ……………………………… *32*
第15話　鎌倉幕府の入浴サービス …………………………………… *34*
第16話　急速に来る死後硬直 ………………………………………… *36*
第17話　モンゴル軍のバイオテロ …………………………………… *38*
第18話　三百数十年後の臨床診断 …………………………………… *40*
第19話　平安時代の白内障手術 ……………………………………… *42*
第20話　支離滅裂 ……………………………………………………… *44*
第21話　九相図巻の法医学的価値 …………………………………… *46*
第22話　戦国時代のCT・MRI ……………………………………… *48*

第Ⅲ章　浪速のことも夢のまた夢

第23話　巨人症・宮本武蔵 …………………………………………… *52*
第24話　佐々木小次郎の最期 ………………………………………… *54*
第25話　山本勘助の低身長症 ………………………………………… *56*
第26話　上杉謙信の高血圧性脳内出血 ……………………………… *58*
第27話　織田信長の最期 ……………………………………………… *60*
第28話　明智光秀の体格測定 ………………………………………… *62*
第29話　加藤清正 急死の原因 ……………………………………… *64*
第30話　豊臣秀吉の多指症と認知症 ………………………………… *66*
第31話　秀吉の侍医団 ………………………………………………… *68*
第32話　戦国時代の診療録『医学天正記』 ………………………… *70*
第33話　八丈島に流された宇喜多秀家と主治医 …………………… *72*

第Ⅳ章　重荷を負うて遠き道を行くが如し

第34話　御医師・家康の最期 ………………………………………… *76*
第35話　徳川将軍の身体測定 ………………………………………… *78*
第36話　徳川綱吉のコンプレックス ………………………………… *80*
第37話　徳川吉宗の脳卒中 …………………………………………… *82*
第38話　脳性麻痺の徳川将軍 ………………………………………… *84*
第39話　江戸城中のリハビリテーション …………………………… *86*
第40話　お岩さんは上顎がん？ ……………………………………… *88*
第41話　ひょっとこと顔面神経麻痺 ………………………………… *90*
第42話　明治期以前の歩行 …………………………………………… *92*

目
次

第Ⅴ章 埋もれておらむ 心なき身は

第43話　忠臣蔵の医学 ································· 96
第44話　ぼんのくぼ ································· 100
第45話　江戸時代の法医学書 ······················· 102
第46話　江戸時代の医療費と小石川養生所の実像 ······· 104
第47話　琉球王の麻酔師 ··························· 106
第48話　医療の主役だった瀉血療法 ················· 108
第49話　杉田玄白 長命の秘訣 ····················· 110
第50話　慢性消化器症状に悩まされた大岡越前 ········· 112
第51話　井伊大老の貫通銃創 ······················· 114
第52話　細菌性赤痢に斃れた明治維新の原動力・島津斉彬 ···· 116

第Ⅵ章 今一度日本を洗濯致し候

第53話　江戸時代の医師国家試験 ··················· 120
第54話　わが国にドイツ医学を導入した医師 ··········· 122
第55話　上野の森の取り違え事件 ··················· 124
第56話　70歳を過ぎて地域医療に身を投じた戊辰戦争の軍医 ·· 126
第57話　わが国初の下肢切断手術をおこなった水戸藩医 ···· 128
第58話　大村益次郎の右大腿切断 ··················· 130
第59話　切断肢再接着の伝説 ······················· 132
第60話　新選組の実態 ····························· 134
第61話　坂本龍馬の最期 ··························· 138

第Ⅶ章 晋どん、もうここらでよか

第62話　肖像画の右向きと左向き ··················· 142
第63話　西南戦争と西郷隆盛の最期 ················· 144
第64話　天璋院篤姫の脳卒中 ······················· 146
第65話　皇女和宮の替え玉説 ······················· 148
第66話　ロートレックの低身長 ····················· 150
第67話　ルノワールの関節リウマチ ················· 152
第68話　みずおちに手 ····························· 154
第69話　女性医師の先駆け ························· 156
第70話　わが国初の医療過誤裁判 ··················· 160
第71話　手の小さなピアニスト・大きなピアニスト ······· 162
第72話　チャイコフスキーの希死念慮 ··············· 164
第73話　野垂れ死んだ文豪・トルストイ ··············· 166
第74話　アルツハイマー病を発見したアルツハイマー博士 ···· 168

第 Ⅷ 章　逆風の時こそ凧は高く上がる

第75話　大正天皇の健康障害 ……………………………… 172
第76話　「オギノ式避妊法」に迷惑した荻野久作 ………… 174
第77話　大リーガー　ルー・ゲーリッグの病 ……………… 176
第78話　ワシントンを悩ませた総入れ歯 …………………… 178
第79話　リンカーンのマルファン症候群 …………………… 180
第80話　J・F・ケネディ大統領の腰背痛 ………………… 182
第81話　ポリオに罹ったアメリカ大統領 …………………… 184
第82話　スターリンの脳出血 ………………………………… 186
第83話　多病に悩まされたチャーチル ……………………… 188

第 Ⅸ 章　やってみせ 言って聞かせて させてみせ
　　　　　ほめてやらねば 人は動かじ

第84話　胃がんに苦しんだ三菱の総帥・岩崎弥太郎 …… 192
第85話　爆弾テロに二度遭った大隈重信 …………………… 194
第86話　東郷元帥の喉頭がんラジウム治療 ………………… 196
第87話　奇人研究者・南方熊楠 ……………………………… 198
第88話　待ち伏せされた山本五十六の長官機 …………… 200
第89話　がん告知の先駆け …………………………………… 202
第90話　正岡子規の脊椎カリエス …………………………… 204
第91話　夏目漱石のカルテ …………………………………… 206
第92話　不思議人・宮沢賢治 ………………………………… 210
第93話　死にとりつかれた太宰治 …………………………… 212
第94話　医師で詩人の整形外科教授 ………………………… 214
第95話　不死身の力道山 ……………………………………… 216

第 Ⅹ 章　高く飛ぶためには
　　　　　思いっきり低くかがむ必要がある

第96話　第1回のノーベル賞医学・生理学賞 …………… 220
第97話　流行らぬ整形外科開業医の世界的発見 ………… 222
第98話　幻のノーベル賞 ……………………………………… 224
第99話　実は日本人が発見していたピロリ菌 …………… 226
第100話　iPS細胞と再生医療の将来 ……………………… 228

索　引 ……………………………………………………………… 230

序章

天上天下唯我独尊

わが国の司法解剖の嚆矢

昔から色事には揉め事が付き物だったようである。『古事記』によると、ニニギノミコトが、コノハナサクヤヒメとの間にできた子を「はたして、わが子か」と疑った。ひどく腹を立てたコノハナサクヤヒメは、身の潔白を証明しようと産屋(うぶや)に火をつけた。この火事の最中に生まれたのがウミサチとヤマサチの双子だった。現代ならば血液型やDNA鑑定によって親子関係を証明できるが、当時は人の言葉や挙動で事を判じたから、一度疑われると疑惑を解くのはむずかしかった。

一方、伊勢国の斎宮(さいぐう)には雄略(ゆうりゃく)天皇が死体解剖して疑惑を確かめた事績が伝わる。天皇は強烈な個性の持ち主で、『日本書紀』には「大悪天皇」と書かれている。

雄略天皇の後宮には多くの皇子が生まれたが、そのうちの1人に生まれつき白髪の皇子がいた。おそらく白人(しろびと)と呼ばれた先天性メラニン色素欠乏症だったと思われる。古代の「祝詞(のりと)」は、この世の原罪として己(おの)が母犯(おか)せる罪、獣犯(けもの)せる罪などと共に、白人を挙げるが、天皇は白髪皇子を皇太子に立てた。天皇の大英断に宮廷人は強く反発した。ことに皇太子の異母兄星川皇子(ほしかわのおうじ)は雄略天皇が崩御すると皇位を狙って反乱をおこした。皇太子は星川皇子を討ち果し、清寧(せいねい)天皇として即位した。

ところで生前の雄略天皇の宮廷に、「皇女タクハタが、臣下のタケヒコと関係ができて身ごもっている」と告発した者がいた。取調べを

うけたタケヒコの父は、天皇の怒り
を恐れて息子を殺してしまった。天
皇は皇女タクハタに事実を問い糺
したが、「わたしは知らない」と答
えるのみだった。

　だが、タケヒコが父親に殺された
と知った皇女は斎宮を出奔、伊勢の
五十鈴川で首をくくって自殺した。

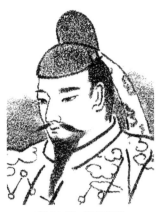

第21代 雄略天皇
（5世紀頃）
『御歴代百廿一天皇御尊影』より

捜索隊が遺体を見つけて運んでくると、天皇は告発の真偽を確かめよ
うと皇女の腹部を割いて内部を観た。だが腹中には水が溜まり、石こ
ろがあるのみだった。告発者は、膀胱結石で尿閉におちいり、膀胱が
膨らんでいるのを妊娠と見誤ったのだろうか。無実の息子を殺した
ことを後悔したタケヒコの父は告発者に復讐しようとしたが、彼はい
ち早く遁走したという（『日本書紀 巻14』）。この死体解剖は伝承で
はあるが、物的証拠にもとづいた、わが国最初の司法解剖といえよう。

モナリザの黄色腫

レオナルド・ダ・ヴィンチのモナリザは、16世紀初頭に描かれた肖像画だが、現在なお、絵画芸術の最高峰とされる。

1970年代、パリのルーブル美術館を訪れて、この絵の近くまで行ったことがある。だが夏休みとあって黒山の人だかり。しかも画像は厚いプラスチック板に隔てられてよく見えない。「ああ、モナリザがあるな」と横目に眺めて、前を通り過ぎてしまった。あとでモナリザの左の目蓋に小腫瘤があると聞かされ、家へ帰って美術全集を開いてみた。なるほど、左目の目頭に米粒よりやや大きな腫瘤がある。外科のドクターに聞くと、「粉瘤（アテローム）かも知れない」という。しかし内科のドクターから、「いや、むしろ黄色腫（キサントーマ）が疑わしい」といわれた。

そこでもう一度、美術全集を調べてみた。モナリザが描かれたのはイタリア・ルネサンス華やかなりし頃である。その時代に描かれた絵画を見渡すと、じつに多くの裸婦像がある。それらはいずれもムチムチと肉のついた女体像である。彼女らは、脂身の肉、チーズ、バター、牛乳、卵など、動物性脂肪満載の食事を飽食したあげく、このような豊満な肉体を築いたことは容易に想像がつく。

コレステロールを摂りすぎると、まずアキレス腱にこれが溜まる。腱は肥厚しX線写真に映るようになる。ついで眼瞼に黄色腫が発生することがある。当時の貴婦人モナリザも、コレステロールの多い食物を沢山摂っていたのではないか。一見つつましやかにみえる彼女だが、その衣服を脱いだならば、腹の皮もつまめそうに肥えた、脂と肉

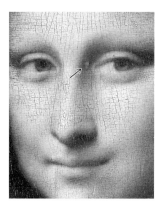

モナリザ（部分）
ルーブル美術館蔵

の塊ではなかったかと、つい想像してしまう。

　いずれにしても、モナリザの目頭の小腫瘤は、内科のドクターが推察されたごとく黄色腫の疑いが濃厚だった。言い換えれば、モナリザのモデルになった女性は高脂血症に陥っていたかもしれない。

　なお、モナリザのモデルについては長らく何人かの名前が上っていたが、2005 年に、フィレンツェのフランチェスコ・デル・ジョコンドの夫人エリザベッタであると証明されて決着がついた。

ツタンカーメン王 早逝の謎

　古代エジプト第18王朝のツタンカーメン王は、アメンホテプ4世とネフェルティティの子として生まれた。9歳で即位し、18歳で短い生涯を終えた。

　ドイツ・ベルリンの古代博物館にはツタンカーメンの母ネフェルティティの彫像が展示されている。特徴的なのはキウイのような長い頭であり、円筒形の冠が後方にのびている。

　ツタンカーメン王の王妃はアンケセナーメンといい、父アクエンアテンと母ネフェルティティの3女として生まれた。したがってツタンカーメン王夫妻は兄妹で結婚したことになる。しかもアンケセナーメンは当時の王家の慣習により成人後の2年間、父親との婚姻生活を送ったのち、ツタンカーメン王の王妃になった。この王妃と姉たち、そしてツタンカーメン王もまた母ネフェルティティのように後方にのびた長頭であり、王族たちの近親婚による特有の遺伝的形質だったと思われる。

　ツタンカーメン王の名が知られたのは1922年に考古学者のハワード・カーターらが、エジプトの「王家の谷」で未知の王墓を発掘したことに始まる。そこには王のミイラと5千点あまりの副葬品が未盗掘のまま遺されていたから世紀の大発見と話題を呼んだ。

　ツタンカーメン夫妻に子どもはいなかったが、王墓からは2体の胎児のミイラが発見され、ともに死産した女子で夫妻の実子とされた。このうち1体は妊娠8〜9ヶ月の胎児と推定され、X線検査により脊柱側弯症と脊椎披裂、そして先天性肩甲骨高位症があった。このよう

な胎児の骨格異常もまた濃厚な近親交配の結果によるものと考えられる。

　ツタンカーメン王の死因については、ワインに混入した毒薬で殺されたとする毒殺説が唱えられた。1960年代におこなわれた王のミイラのX線検査では後頭部に血塊と思

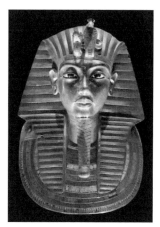

ツタンカーメン王の黄金のマスク
Photographed by Michael Reeve

われる痕跡が認められたことから殴打による暗殺説、あるいは頭部外傷説などが疑われた。

　2010年にエジプト考古省などの共同研究チームが王のミイラのCTスキャンやDNA解析を実施した結果、後頭部の血塊はミイラ制作時に用いた樹脂が固まって影のように見えただけと判明した。さらに判ったのは王の左膝が骨折でひどく損傷されていたことで、疾走中の二輪戦車から転落したのではないかと推察された。また、致死性のマラリアを惹き起こす熱帯熱マラリア原虫に王が感染していた痕跡もみつかったことから、王の死因は戦車から転落して起こした左大腿骨下端の開放骨折により危篤状態となり、さらにマラリアに感染して死亡したのではないかと推定診断がなされた。

　なお王墓には王妃が、最後のお別れに、と差し入れた矢車草の花束がそのまま残されていたそうである。

釈迦の涅槃像はなぜ右側臥位か

　釈迦は涅槃に入るとき、つまり寂滅する際、弟子にむかって「わたしは疲れた。横になりたい。わたしのために2本並んだサーラの木（沙羅双樹）のあいだに、頭を北にむけて床を用意してくれ」と頼んだ。そして右脇を下にして床の上に静かに横たわった。その姿はさまざまな絵画や像に刻まれているのでご存じの方も多かろう。

　それでは釈迦はなぜ、右を下にした側臥位をとったのであろうか。これについて弘前大学麻酔科の松木明知教授は次のように解説する（日本医事新報 No. 3267）。

　Nunn の研究によれば、換気量、血液量ともに、下側になった肺に多く流れ、なおかつ横隔膜の動きも大きく、換気率がよいという。右側臥位では肺換気量は下になっている右肺が全体の67％、左肺は33％である。肺血流量は、右肺が全体の69％で、左肺が31％である。換気量と肺血流量の差は左右肺ともに2％である。

　一方、左側臥位では下になっている左肺の換気量は全体の57％、上の右肺が43％、肺血流量は左肺59％、右肺が41％で、換気量と血液量の差はそれぞれ2％である。左右とも換気量と血液量は均衡しているが、換気量、血液量ともに左肺よりも右肺のほうが多い。このように呼吸機能からみると右側臥位のほうが左側臥位よりも有利であることが示される。涅槃にはいる前から釈迦はすでに衰弱がひどかったようだから、よけいに右下にした体位が楽だったのであろう。さらに松木教授は、釈迦の背中に老化による背痛がおこり、仰向けでは眠れなかったのであろうとつけ加えている。

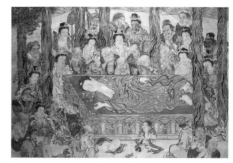

釈迦涅槃図（部分）
蠣崎波響筆（函館 高龍寺蔵）

釈迦が右側臥位をとった理由について、筆者の解釈も記しておこう。ヒトは仰向けの姿勢をとると「仰臥位における緊張性迷路反射（tonic labyrinthine reflex）」がはたらく。これは全身の伸筋群が緊張する反射で、要するに手足が伸展し、背筋がつっぱる姿勢である。うつぶせでは逆に「腹臥位における緊張性迷路反射」がはたらき、手足や体幹は屈筋優位となる。仰向けばかりでねていると、いつのまにか手足がつっぱり、こむらがえりに苦しむのは日常経験するところである。

神経生理学によると、緊張性迷路反射をブロックするのは側臥位であるから、仰向けで寝るよりも犬や馬のように横たわって寝るほうが楽になる。とりわけ右を下にした横寝の姿勢をとると、門脈から肝臓へ流れる血流量が多くなり、老廃物の処理に有利となる。したがって釈迦のように右側臥位で寝るのがのぞましいが、北向きだけは真似せずに。

「ひるこ」と「えびす」

　漁港で蛭子丸と名づけた漁船を見たとき、蛭子丸と書いて、なぜ、えびす丸と読むのか、ふしぎに思ったことがある。

　『古事記』によれば、「いざなぎの命」と「いざなみの命」がはじめて結婚され、最初にできた子がひるこであった。この子は生まれつき蛭のようになよなよとした子だったから、葦舟に乗せて棄ててしまわれたと書かれている。

　『日本書記』にも、みとのまぐわい（夫婦の交わり）をして蛭児を生んだが、3歳まで脚が立たなかったとある。つまり、ひるこは肢体不自由児だったと考えられる。

　昔から多くの人が、ひるこに関心を抱いた。たとえば伊勢国の国学者本居宣長は、「上代に蛭に似たる児をいいし称なり。はじめ生まれたまひしより、蛭の如く、骨なく、弱くて萎々とありしよしの名」と述べる。

　元東大教授で日本歴史学会の坂本太郎会長は、「沖縄では蛭をビル、不具の児や発育の悪い子をビールと呼ぶように、ヒルは不具を意味することがある。この蛭児も手足の萎えた障害児をいうのであろう。第1子に生みそこないができて、それを流し棄てるという説話は各地にある」と解説する（岩波版『日本古典文学大系』）。

　乳児期に全身の筋緊張が低下した患児は floppy infant と呼ばれる。これには筋ジストロフィーや重症筋無力症など、さまざまな疾患がふくまれる。筆者は、ひるこがアテトーゼ型脳性麻痺ではなかったか、と推測する。なぜなら、坂本会長がいうごとく障害児は第1子に生ま

れやすいこと、そして以下に述べるえびす神社の風習からである。

　全国各地のえびす神社に祀られているえびす様は、実は川に流し棄てら

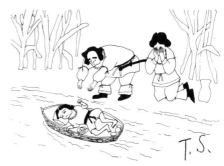

「いざなぎの命」と「いざなみの命」に
棄てられる「ひるこ」

れたひるこが海の彼方で成人し、びく一杯の魚を抱えて浜辺に戻ってきた姿であるとされる。現代の漁船に、豊漁を願う蛭子丸の名がつけられたのも、このようなゆえんからであろう。

　えびす様は鯛を小脇に抱え、釣竿をかついで、いつもどっかと座っている。他の七福神とちがい、立ったり歩いたりしている姿は見られない。これは下半身に障害があったことを物語る、と詩人で脳性麻痺者の花田春兆氏は指摘する。大阪の今宮えびすには、願い事の念をおすのに、ハメ板を蹴飛ばす習わしがあるが、これは言語障害により、すぐに返事ができないためである、と花田氏は著書の『日本の障害者・今は昔』（株式会社　こずえ刊）の中で述べている。

　ねたきりのアテトーゼ型脳性麻痺の人は、返事をしたり、移動しようとしたりするとき、下肢がつっぱって、床を強く叩いてしまうことがある。筆者も今宮えびすの願い事の習わしが、アテトーゼ型脳性麻痺の症状をあらわしているように思えてならない。

第Ⅰ章

望月の欠けたることもなしと思へば

スポーツ外傷のルーツ
―当麻蹴速と野見宿禰―

　力士には怪我（けが）がつきものだが、相撲の歴史は旧く、スポーツ外傷の
ルーツもまた、相撲に求められるようである。

　太古の時代、人々は野山をかけめぐり、木の実を採り、けものを
追って日々の糧を得た。その間、岩につまづき、けものに喰いつか
れ、骨折、打撲、挫傷、ねんざは日常茶飯事だったであろう。けもの
を倒すばかりでなく、人間同士が格闘しあう争い事や、力くらべなど
の競技もあり、その最中に多くの外傷が発生したと思われる。

　わが国の文献上、最初にあらわれた外傷は『日本書紀』の中にある。
　第11代垂仁（すいにん）天皇の時代、大和国に当麻蹴速（たいまのけはや）という強力無双の暴れ
ん坊がいた。粗暴な大男で、無敵のチャンピオンである。日本書紀に
は、「力強くして能く（牛などの）角をもぎ、（曲った）鉤（こう）を延ばすほ
どの男である」と書かれている。この大男が、日頃、「おれほどの力
持ちはおるまい。そのような者がいたならば、互いに死ぬまで力くら
べをして決着をつけようではないか」と豪語していた。

　この噂が帝（みかど）の耳にきこえたとみえ、「蹴速にまさる力持ちを探して
くるように」との勅命が下った。やがて出雲国に野見宿禰（のみのすくね）という小兵（こひょう）
ながら力強く、かつ心根のやさしい勇者がいるとわかった。さっそく
彼を召して蹴速と闘わせることになった。

　宮廷の庭に土俵が築かれ、両者は相対して四股（しこ）をふんだ。小柄な宿
禰と大男の蹴速が対決する有様は、大人と子どもの勝負のようであっ

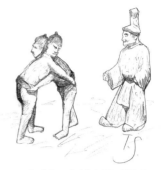

平安時代の相撲人形（模写）
滋賀県 御上神社所蔵

たにちがいない。互いに見合って立ち上がった瞬間、蹴速は地面に叩きつけられた。だが宿禰は攻撃の手を休めず、倒れた蹴速の脇骨（肋骨）を踏み砕いた。さらに宿禰は跳躍して腰骨を蹴った。こうして肋骨と腰骨を粉砕された蹴速は、あっけなく絶命した。この勝負が文献上みられる相撲の嚆矢である。しかも、わが国のスポーツ外傷のルーツといっていいだろう。同時に肋骨骨折と骨盤骨折の最初の記述といえようか。また、これが天覧相撲のはじまりとなり、以後、宮中ではしばしば、相撲興行が催されることになった。

　勝利者「野見宿禰の塚」は現在、近鉄桜井駅の近くの穴師兵主神社の辺りにあり、敗れた当麻蹴速の墓も、奈良の当麻寺の参道に五輪塔として建っているという。機会があれば一度訪ねてみたいものである。

インフルエンザに倒れた大横綱

　日本史上、インフルエンザはしばしば流行したが、江戸時代にはいると慶長19年（1614）の流行を境に百年近く、ぴたりと止んだ。江戸幕府が鎖国を敷いたからである。

　正徳2年（1712）、久しぶりに江戸でインフルエンザが流行し、これに感染した6代将軍徳川家宣が51歳で亡くなった。

　享保15年（1730）にも長崎でインフルエンザが流行った。1729年から30年にかけてロシア、プロシア、イタリアなどでインフルエンザ・パンデミックが起きたので、ロシアを経由してウイルスが長崎に侵入したといわれる。

　その3年後の享保18年6月から7月にかけてインフルエンザの大流行があり、江戸の町では死者が8万人を超えてパニックに陥った。『武功年表』などによれば、一家全滅した家や、遺体が多すぎて棺桶が間にあわず、亡骸の受け取りを拒否する寺もあり、広場や路地に放置された死体で町中に死臭が漂った。町奉行はやむなく死体を舟に積んで流し捨てるように命じたため、品川沖は老若男女の腐乱死体であふれかえったという。

　天明4年（1784）、インフルエンザの大流行をみたときは当時有名な力士が倒れた。仙台出身の横綱谷風梶之助（1750〜1795）である。身長6尺2寸5分（189cm）、体重43貫（161kg）、切れ長の目に色白で柔和な顔立ちをした巨漢だった。19歳で力士になったが、当分の間、前頭と小結の間を上下していた。28歳のとき、関脇となり、32

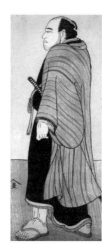

第4代横綱 谷風

歳で大関に昇進した。横綱を許されたのは40歳で、ずいぶん遅い出世だった。現代ならとうに引退して親方になっていただろう。

　横綱になってからの谷風は63連勝の大記録を成し遂げ、そのあとライバルの横綱小野川に敗れたものの、この1敗をはさんで更に43連勝の快記録を立てている。ちなみに谷風の63連勝は、昭和の大横綱双葉山が史上最多記録の69連勝という金字塔を打ち立てるまで150年間破られなかった。

　寛政6年（1795）の暮れ、谷風は当時江戸で流行したインフルエンザに罹った。日頃、「わしは土俵上で倒されることはない。倒れるなら風邪ぐらいだ」と豪語していたのだが、翌年の正月7日、あっけなくこの世を去った。享年46。人々は無双の現役横綱が突然鬼籍入りしたのに驚き、このインフルエンザを「谷風」と名づけて恐れた。

歴代横綱の BMI

　大相撲の歴史は古代の神事まで遡（さかのぼ）ることができる。『日本書紀』には大和国の力士当麻蹴速（たいまのけはや）と、出雲国の力士野見宿禰（のみのすくね）の大勝負があったことを記している（第6話「スポーツ外傷のルーツ―当麻蹴速と野見宿禰―」を参照されたい）。

　大相撲の興行が始まった寛政年間から現代にいたる間、歴代横綱の身長と体重を測定した記録が相撲協会に保存されている。スポーツマンの身長と体重が17世紀から計測された記録は世界史上まれであり、極めて貴重な史料といえるだろう。

　では、江戸期に身長と体重はどのように計ったのだろうか。

　橋本万平著『計測の文化史』によると、わが国の「物差しの長さ」と「秤（はかり）の分銅の重さ」は中世以来殆（ほとん）ど変化することなく現代まで伝えられてきたという。なぜなら物差しは裁縫や建築に使われるため正確な寸法が必要であり、また秤の分銅に不正があれば庶民は安心して日常生活が営（いとな）めなかったからである。ただし、米を量（はか）る枡（ます）の容積は私造が横行して人々を悩ませた。

　『歴史大事典』によると、江戸期の秤には天秤（てんびん）と棹秤（さおばかり）があり、1厘（りん）（0.0375 g）まで計ることのできる精密な厘秤（りんびん）をはじめ、32貫（120 kg）まで計測できる大型の杠秤（ちぎり）など多種類な製品があった。

　江戸幕府は全国を東西に分け、江戸秤座（はかりざ）の守随（しゅずい）氏と、京都秤座の神（じん）氏の両家に秤の製造・販売を独占する特権を与えた。力士たちの体重も大型天秤を用い、身長は巻尺で計ったと思われる。

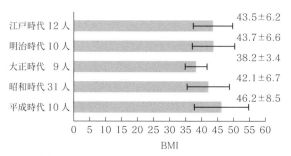

第8話

各時代における歴代横綱の BMI 平均値と標準偏差

最大値：① 武蔵丸 63.7　② 大乃国 56.8

最小値：① 明石（初代）31.4　② 若乃花（初代）32.8

　筆者は歴代横綱 72 人の身長と体重から BMI（肥満指数）を算出してみた。初代明石志賀之助（あかししがのすけ）から 63 代旭富士（あさひふじ）までは「特集　大相撲横綱 63 代」（『歴史読本』38 巻 3 号）から、64 代曙（あけぼの）から 72 代稀勢の里までは新聞スポーツ欄の番付表に拠（よ）った。いずれも横綱昇進時の数値である。

　その結果、72 人の BMI 平均値は 42.6 ± 6.7 となり、また各時代別の BMI 平均値は図のごとくなった。

　このうち BMI が 50 を超えたのは 9 代秀ノ山（ひでのやま）、17 代小錦（こにしき）、20 代梅ケ谷（うめがや）、38 代照國（てるくに）、40 代東富士（あずまふじ）、42 代鏡里（かがみさと）、43 代吉葉山（よしばやま）、55 代北の湖（きたのうみ）、62 代大乃国（おおのくに）、64 代曙（あけぼの）、67 代武蔵丸（むさしまる）、そして 72 代稀勢の里（きせのさと）の 11 人だった。

藤原道長の生活習慣病

　平安中期、最高権力者として勢威をふるったのは、御堂関白　藤原道長（966〜1027）である。彼は宮廷で連日酒宴をひらき、美酒美食にふけった。これに激烈な権力闘争と運動不足がくわわり、異常に肥満して生活習慣病に陥ったようである。壮年時代を描いた絵巻『紫式部日記絵詞』をみると、顕著な肥満体を呈しているのがわかる。

　51歳頃よりしきりに喉の渇きを訴える。この頃、三条天皇に随行して比叡山に登ったが、とめどもなく水を飲んだという。飲水病（糖尿病）のはじまりであろう。

　53歳のとき娘3人が太皇太后、皇后、中宮となり、これを祝う三后鼎立（こうていりつ）の宴で、「この世をば　わが世とぞおもふ望月（もちづき）の　欠けたることもなしとおもへば」という得意満面の一首を詠んだのは史上名高い。

　しかし藤原実資（さねすけ）の『少右記』（しょうゆうき）によれば、この祝宴のあと、道長は実資に「汝（なんじ）の顔がよくみえぬ」「昼夜をたがわず目がみえぬ」と訴えた。道長の日記『御堂関白記』にも「二、三尺相去る人の顔見えず」と視力低下を嘆いており、糖尿病性網膜症を思わせる記述である。

　『栄花物語』によると、道長はふだん養生薬（サプリメント）として豆汁やインド原産のカリロクの木の実を服用していたが、飲水病を患って視力が落ちると医師たちから魚肉を食べるとよいと勧められている。

　やがて道長は胸病と呼ばれる狭心症様の不安発作に悩まされ、時には胸苦しさのあまり高く叫ぶような大声をあげた。糖尿病性自律神経障害をおこして心臓ノイローゼに陥ったのだろうか。

有馬の湯にでかけて療養したが、病勢はさらに進行する。迫りくる病難を避けようと京都に法成寺と名づけた壮麗な大寺院を建立し、多くの僧侶に病魔退散の加持祈祷をおこなわせた。

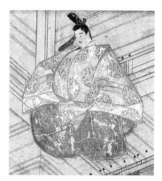

『紫式部日記絵詞』より（部分）
藤田美術館蔵

　万寿4年（1027）10月、背中に大きな癰（腫れ物）ができた。やがて全身にふるえを生じ、頻回の下痢に悩まされる。免疫力の低下により敗血症をおこし、全身状態が悪化したものと思われる。

　同年11月下旬、みるかげもなく衰弱した道長は、死期を自覚して病床を自邸から法成寺の阿弥陀堂に移させた。

　12月2日、医師は背中の癰に太い針を刺した。道長はうめいたが膿血は十分排出しなかった。道長はあの世へ旅立つのをひどく怖がり、阿弥陀堂に並ぶ9体の巨大な阿弥陀如来像と己れの両手の指とのあいだに五彩の糸を結びつけ、ぶじに極楽浄土へゆけるよう悲痛な声で祈った。12月4日、62歳でこの世を去った。

電撃性猩紅熱に斃れた平清盛

平清盛（1118〜1181）は50歳のとき、左右大臣を飛び越えて一気に太政大臣従一位の極官に昇進した。権力を完全掌握して平家の独裁政権を樹立した清盛だが、福原に遷都してまもなく突然、病に倒れた。

九条兼実の日記『玉葉』の治承5年（1181）2月27日の項に「清盛、頭痛を病む」とあり（『吾妻鏡』では、その2日前に発病）、閏2月4日午後8時頃、鬼籍に入った。享年64。病を得て6日から8日で死去したことになる。

『平家物語』に、「（清盛は）病付キ給ヒシ日ヨリ湯水モ喉ニ不入、身ノ中燃焦レケル事ハ火ニ入ルガ如シ。三四間ハ近ヅキ寄リテモ熱サ難堪、叫ビ給フ事トテハ唯アタアタ（熱い、熱い）ト許也」とある。

池田文庫本『平家物語』には、「入道は声わななき、息も弱く、ことのほかに弱りて、身の肌の赤きこと紅をさしたるに異ならず」とあり、清盛は声も気息も弱まり、全身の皮膚が紅斑で真っ赤になった。高熱のため医者も近よれず、悶え苦しんだ清盛が体を冷やそうと石風呂に身を沈めると、冷水がたちまち熱湯になり、竹樋に冷水を通して頭や肩に水をかけると、水は蒸気となって室内に立ちこめるほどだったという。

高熱と頭痛と水分摂取不能、呼吸と声音の減弱、全身に広がる紅斑。そして急速な死の転帰。これらの症状から古来、医学史研究者は肺炎、腸チフスなどさまざまな診断名を唱えてきた。また、吉川英治は『新・平家物語』でハマダラカによるマラリア3日熱と記し、吉屋信子の『女人平家』では脳の血管障害、海音寺潮五郎は『平清盛』で

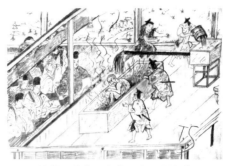

竹樋の冷水で全身を冷やす清盛
『平家物語絵巻』より模写

脳出血としている。筆者も先輩の内科医から「脳幹出血」をおこして視床下部の体温調節中枢がやられると40度以上の高熱を発し、病室に入ったとたん、むっとするほどの熱気を感じるケースがあるので清盛もこれにやられたのではないかと教えられた。

　高熱と全身の紅斑、症状が重篤で経過がきわめて早かったことから、現在では悪性の「電撃性 猩 紅 熱」（現代の感染症分類で5類の「劇症型溶血性レンサ球菌感染症」）に感染したのではないかと推定する人が多い。この疾患は溶連菌の飛沫感染であり、突如40度近い高熱を発し、頭痛、嘔吐、けいれんなどの激しい症状をきたす。顔面はオランウータンのように赤くなり、全身に紅斑がひろがる。流行時期は春で、清盛の発病もこれに一致する。かつては激烈な中毒症状と経過の早さで恐れられたが、抗生剤のおかげで近年はまれになった。

　栄華をきわめた平家一門だが、清盛が急逝したあと数年で滅亡した。もし清盛が健在ならば、わが国は兵庫港を中心に貿易大国として発展し、頼朝と義経は一地方豪族として生涯を終えていたかもしれない。

天然痘の猛威

　和銅3年（710）、元明天皇は都を藤原京から奈良の平城京へと移した。遷都を推進したのは、藤原鎌足の息子、藤原不比等である。不比等は大納言から右大臣を歴任、「大宝律令」の編纂にたずさわり、さらにそれを修正して「養老律令」を完成させ、律令国家を体現させた偉大な政治家である。

　だが、養老4年（720）、不比等が亡くなると、強大な藤原氏に対抗する皇族勢力の中から、天武天皇の孫・長屋王が台頭してきた。長屋王は聖武天皇の即位とともに左大臣に任じられ、豪腕を発揮して、ときの政権を掌握した。

　このとき、不比等の息子たち、武智麻呂、房前、宇合、そして麻呂の4人は、往年の藤原家の隆盛をとりもどそうと、異母妹の光明子を皇后にする陰謀を企てた。

　けれどもそれまで皇族以外から皇后が冊立された前例はなく、難色をしめした長屋王はこれを阻止しようとした。

　729年、さる者より宮中に「長屋王はひそかに左道（当時、異端視された道教の方術）をまなび、国家をかたむけようとしております」との密告があった。藤原4兄弟はその事実を問いただそうと長屋王の邸宅を包囲した。だが、これはすべて藤原氏の策略であった。もはやこれまで、と覚悟した長屋王は、不比等の娘である妻を道連れに自害した。

　こうして光明子は、晴れて聖武天皇の内裏におさまり、光明皇后と呼ばれるようになる。藤原4兄弟ものぞみ通り実権をにぎったが運命

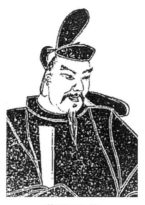
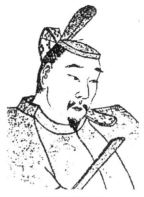

第11話

藤原不比等　　　　　　藤原武智麻呂
（659〜720）　　　　　（680〜737）

はそう簡単には曲げられなかった。天平9年（737）、兄弟は4人そ
ろって天然痘（痘瘡）に罹患する。

　痘瘡は子どもの頃に患うと、あばた（痘痕）をのこして治癒する
が、大人になって罹ると症状は激烈で、しばしば命とりになる。宮廷
は隔絶された場所で、皇族や貴族は成人してはじめて麻疹や痘瘡を患
う者が多かった。ために痘瘡の猛威はすさまじく、藤原4兄弟は全員
あっけなくこの世を去った。同時に朝廷の有力者もほとんど死に絶え
たと伝えられる。

　時代が下って平安中期。ふたたび藤原一族が繁栄していたが、長徳
元年（995）、都で痘瘡が猛威をふるった。多くの上級貴族がこれに罹
り、わずか3ヶ月の間に関白道隆をはじめ、高官たちが次々に死亡、
わずかに生き残った藤原道長と甥の藤原伊周が政権の座を争うこと
になる。序列では9番目だった道長が伊周を退け、一挙に権力をにぎ
るにいたった政争は世に知られた有名な話である。

ハンセン病への差別と隔離

　ハンセン病に対する差別と偏見は洋の東西を問わず根深いものがあった。戦国時代には天刑病と呼ばれ、関ヶ原の合戦の勇者大谷刑部吉継もこの病のために目が不自由だった。吉継は親友の石田三成から家康討伐の密謀を打ち明けられ、無謀な挙兵と知りつつも三成の西軍にくわわった。天刑病とあざけられた自分を三成だけが庇い、引き立ててくれた。その恩義に応えたのである。

　慶長5年秋、関ヶ原の合戦がはじまると、吉継は輿に乗って全軍を指揮した。大谷軍の奮戦はすさまじく、一時は藤堂高虎らの東軍を押し返したほど優勢だった。だが西軍に属しながら戦さの行方を傍観する諸将も多く、さらに小早川秀秋に裏切られて苦戦におちいった。もはやこれまでと覚悟した吉継は切腹して戦場の華と散った。享年42だった。

　江戸時代になるとハンセン病の患者は「かったい」だの「なりんぼ」と蔑称されて社会から締めだされた。

　明治期の医学界は癩病と呼び、その伝染性を過剰に危険視した。国も「患者は日本帝国の恥」として明治40年に「癩予防法」を定め、患者の絶対隔離政策をすすめた。医師がハンセン病と診断した途端、患者は役人や警察官らによって連れ去られ、断種までさせられて死ぬまで収容施設へ閉じ込められた。家族も長らく差別と排除をうけて苦しんだ。

　戦前よりハンセン病患者の強制隔離政策に反対して治療をつづけたのは京大病院皮膚科の小笠原登医師である。小笠原は愛知県あま

市甚目寺の浄土真宗大谷派の円周寺僧侶の子だった。大正4年、京大医学部を卒業すると皮膚科医として臨床経験を積み、「ハンセン病はきわめて弱い感染症に過ぎず、隔離する必要はない」と結論を得た。昭和16年、第15回日本癩学会総会にて「癩病ノ感染ハ殆ドナク隔離スル要ナシ」と発表すると、医師たちは会場の床をドンドンと踏み鳴らし「常識ニ反スル異端者、国賊！」と罵って騒然となった。

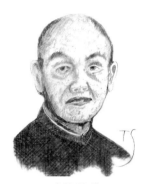

小笠原 登
（1888～1970）

戦後、ハンセン病は治癒する時代となったが国は厳しい隔離政策を改めなかった。小笠原は昭和23年に国立豊橋病院の皮膚科医長に赴任、ハンセン病患者に国産のプロトミンを注射して治療した。昭和30年、国立ハンセン病療養所奄美和光園に移り、昭和45年12月12日、83歳で逝去した。

小笠原の弟子たちの粘り強い隔離反対運動によって1996年に「らい予防法」は廃止された。2001年に患者の賠償訴訟で国側の敗訴が確定し、当時の小泉首相と坂口厚相が患者団体に謝る姿が報道された。このとき患者たちが「登先生は背が高く、黒い服を着てつつましい生活をしていた」「クリスマスにプレゼントを頂いた」と話すのが印象的だった。

幕末・明治のコレラ大流行

　明治期、中国からわが国に侵入したコレラは大きな災厄をもたらした。ことに明治10年代のコレラ大流行は多くの死者をだして悲惨なものだった。すでに安政5年（1858）、アメリカの軍艦乗組員が開国まもない長崎にもちこんだコレラは太平洋沿岸を東へ進み、江戸にも広がって猖獗をきわめた。頑迷で保守的な江戸幕府でさえ、わが国最初の洋式病院（小島養生所、1861年創立）を長崎に建設する許可を与えたのは、コレラ禍がいかに恐ろしいかを知ったからだといわれる。

　明治10年7月、中国の日本領事館から日本政府へ至急の通報が届いた。福建省の港湾都市厦門でコレラが大流行しているとの急報だった。中国南西部の湾岸から九州方面には多数の船舶が往来する。コレラの予防手段に乏しい太政官はうろたえた。とりあえず外国から寄港する船舶の検査手続きと避病院（伝染病院）の設置を決めた。早速、外務省からイギリス公使館に船舶検査を申し入れたところ、なぜかイギリス公使は検査を拒んだ。外交交渉でもたもたしている間に、恐れていたコレラ患者が長崎に発生した。

　明治10年は西南戦争が終結した年である。西郷軍の反乱に勝利をおさめた政府軍は艦艇に帰還する兵士を満載して鹿児島を出港、10月1日に神戸港へ引き揚げてきた。ところが意気揚々と凱旋する船中には頻回の下痢に悩まされる多数の兵士が乗っていた。コレラ患者の発生である。事実を知った港湾の役人たちは驚愕した。早急にコレラを鎮圧しなければ病毒が全国各地に広がりかねない。

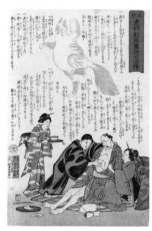

**明治10年の錦絵
「コレラ予防の心得」**

部屋はよく乾燥させて空気は入れ替
え、体や衣類は清潔にし、みだりに
井戸水などを飲んではいけないな
ど、細かい注意が書かれている
（内藤記念くすり博物館所蔵）

　港湾の役人たちは艦内にはいって、発病した兵士たちに港内にとどまり治療するよう呼びかけた。だが勝ち戦さに酔った兵士たちは役人の忠告など耳をかそうともしない。ほとんどの兵士が港につくなり波止場へ殺到した。いち早く故郷へ帰って勝利の知らせをもたらそうと、役人の制止をふりきり、それぞれの地元へ散っていったのである。

　ほどなくコレラ患者は神戸、大阪、京都、大津と関西を中心に大量発生した。さらに翌明治11年から12年にかけてコレラは全国各地を席捲する。山本俊一著『日本コレラ史』（東京大学出版会刊）によると、明治10年には1万3千人の患者が発生し、このうち8千人が死亡した。明治11年の発生患者数は千人そこそこだったが、明治12年には患者数16万人、死者10万人を超える大流行がおこった。コレラは国民にとって西南の役に劣らぬ大災厄となったのである。港湾など水際での予防作戦こそコレラの最大の対策であることを思い知らされた明治政府であった。

遺し置く
そのみどり子の 心こそ
思ひやられて
かなしかりけり

奈良時代の労災認定と福祉制度

　8世紀初頭、中国の隋・唐の制度にならって整備された「大宝律令」に福祉政策の条文が書かれていた。大宝律令は上代末期に散逸したが、その全容は718年に制定された「養老律令」に伝えられた。

　これによると障害は、残疾（軽度）、癈疾（中等度）、および篤疾（重度）に分けられ、それぞれの対象となる疾患は表のごとくである。これを現代の労災などの障害等級と比較してみると図のようになり、当時の障害分類と現在の等級とが、ほぼ一致するのはまことに興味深い。宮殿造営や灌漑事業に駆りだされて怪我をする人々が多いため、このような障害等級が必要になったのだろうか。また当時も詐病取締の定めがあり、もし虚偽の申し立てがあった場合は1年分の課役を負わせるとしている。

　また「戸令の条項」によれば、戸籍係はまず戸籍を編成し、年齢を調査して老人や病人の状況を調べる。ついで係員自ら老人たちの顔貌・体格などを検査して本帳を作る。もし課役の免除、篤疾者（重病人）への付き添い介護などについて虚

養老律令による障害分類

A. 軽　度（残疾＝ざんしち）
　　主たる疾患：
　　　a. 一目盲　　　　　　　f. 禿瘡無ㇾ髪
　　　b. 両耳聾　　　　　　　g. 久漏（骨髄炎など）
　　　c. 手無二二指一　　　　h. 下重（陰嚢腫大など）
　　　d. 足無二三指一　　　　i. 大癭瘤（頸嚢胞など）
　　　e. 手足無二大拇指一
B. 中等度（癈疾＝はいしち）
　　主たる疾患：
　　　a. 癡瘂　　　　　　　　c. 腰脊折
　　　b. 侏儒　　　　　　　　d. 一支癈
C. 重　度（篤疾＝とくしち）
　　主たる疾患：
　　　a. 悪疾　　　　　　　　c. 二支癈
　　　b. 癲狂　　　　　　　　d. 両目盲

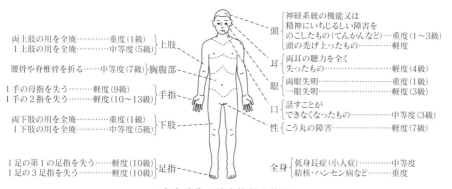

奈良時代の障害等級人体図
カッコ内は現代の障害等級

頭　神経系統の機能又は精神にいちじるしい障害をのこしたもの（てんかんなど）……重度（1～3級）
頭の禿げ上ったもの…………軽度

両上肢の用を全廃………重度（1級）
1上肢の用を全廃………中等度（5級）　上肢

腰骨や脊椎骨を折る……中等度（7級）　胸腹部

耳　両耳の聴力を全く失ったもの……………軽度（4級）

眼　両眼失明………………重度（1級）
一眼失明……………………軽度（3級）

1手の母指を失う………軽度（9級）
1手の2指を失う………軽度（10～13級）　手指

口　話すことができなくなったもの…………中等度（3級）

性　こう丸の障害……………軽度（7級）

両下肢の用を全廃………重度（1級）
1下肢の用を全廃………中等度（5級）　下肢

1足の第1の足指を失う……軽度（10級）
1足の3足指を失う……軽度（10級）　足指

全身　低身長症（小人症）………中等度
結核・ハンセン病など………重度

偽の申し立てをした疑いがあれば、係員は真実を検査した上、帳簿に記載せよ、とする。さらに80代の高齢者がいた場合、介護者を1人つけよ、と定めた。ただし、ふつうは子孫の内から看護のために付き添いを1人つけよ、もし子孫がいなければ、近親者を当てよ、近親者がいない者は他人でもよい、と相互扶助を勧める。90代の老人には2人、百歳の者には5人介護人をつけよ、とも定める。また、家庭の状況に応じて課税・課役を免除することも決めている。

　そして郡長以下の役人はときどき各戸を巡回して、はたして条令のごとく老人介護が実行されているか否かを監察するように、もし法のごとくおこなわれていなければ、状況にしたがい処罰するように、ともつけくわえる。身内に年寄りや病人の付添介護人がいなければ、国が面倒をみることをはっきりと謳っているのである。

　このような労災認定と福祉制度が、どの地域でどれほど実行されていたかは不明であるが、上代にかくも整備された援護体系が存在したことには目を見張らされる。同時に、制度の手本となった中国の福祉思想が、いかに先駆的であったかにも思いがおよぶのである。

鎌倉幕府の入浴サービス

　わが国では古来、病人や貧窮民に対する入浴サービスがあった。それは「施浴」と称する信仰的な行為であって今日の介護福祉とはいささか趣旨が異なる。その由来をたどると、8世紀の光明皇后の施浴伝説にゆきあたる。

　光明皇后は、あるとき千人の垢を洗い流すという悲願をたて、999人の入浴を施した。ところが満願となる最後の1人がハンセン病患者だった。皇后は一瞬たじろいだが、厭うことなく患者の垢を流しおえたところ、その直後、患者は全身から光彩を放ち、ふくいくたる芳香が浴室に満ちた。患者は阿閦如来の化身であり、感激した皇后は、その地に阿閦寺を建立したという伝説が生まれた。皇后は悲田院や施薬院を設けて貧窮民の救済につとめたから、自ら病人や障害者に施浴をされたとしてもふしぎはなかろう。

　光明皇后の伝承は異説をまじえながら鎌倉時代に伝わった。この時代、「温室」と称する浴室が各地の寺院に設けられた。

　風呂の語が「ムロ（室）」に由来するように、当時の風呂は現在のような浴槽はなく、竈で薪を焚いて湯気で体を温める蒸し風呂（蒸気浴）が主流だった。寺院の蒸し風呂は発汗目的の一種の医療施設だったともいわれる。寺院風呂は現在でも各地に残る石風呂や釜風呂にその名残りがみとめられる。

　一方、仏道では功徳を積めば積むほど御仏の恵みが得られ、浄土に近づくことができると教える。つまり善行により御仏の御利益がもたらされるからと僧侶たちに施浴が奨励された。温室は貧窮者にも開放

され、とりわけ鎌倉時代に真言律宗の開祖となった叡尊や、律宗の僧侶忍性らの温室が有名である。

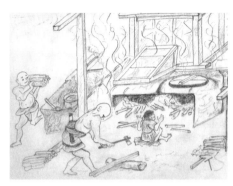

寺院の蒸し風呂
14世紀の『慕帰絵』より模写

鎌倉幕府をひらいた源頼朝（1147〜1199）も温室を設けた。鎌倉幕府の事績をつづった『吾妻鏡』によれば、建久3年（1192）3月、後白河法皇が崩御すると頼朝は法皇の追善供養のため、百日間の施浴をおこなった。鎌倉の往来に近い場所に温室を設け、路頭に札を立てて通行する庶民にも自由に温浴させた。このため百人の当番まで決めた大規模な施浴だった。

同じく『吾妻鏡』に、北条泰時の施浴が記録されている。伯母の北条政子を敬慕する泰時は政子の追善供養のため、暦仁2年/延応元年（1239）5月に法華堂のかたわらに温室を建て、毎月六斎日（8・14・15・23・29・30日）に施浴をおこなった。御家人に対しては「心あらむ輩、誰か（政子の）恩の誠を知らざらんや」と説いて温室の薪代を上納するよう命じている。このように泰時の施浴の動機も現代のような福祉サービスではなく、あくまで信仰心にもとづくものだった。

急速に来る死後硬直

　鎌倉初期の僧弁慶は史料に乏しく、その生い立ちや経歴は定かでない。室町時代の軍記物語『義経記』によると、弁慶は少年時代、紀伊国の熊野別当を務める父親によって、比叡山の僧坊に預けられたが、乱行が嵩じて放りだされた。諸国修業の末、京に上った弁慶は千本の太刀を奪う悲願を立て五条の橋で牛若丸（義経）と戦うが、敗れて主従の約束を交わした。

　平氏追討で多くの武勲をあげた義経主従だが、頼朝との仲が不穏になると陸奥国に逃れ、平泉の豪族藤原秀衡の庇護をうけた。この北国逃避行の際にも弁慶はさまざまな知謀を巡らし、安宅の関では『勧進帳』を読んで主人を救うなど、彼の活躍ぶりは歌舞伎やドラマであまねく知られる。

　平泉で藤原泰衡の裏切りにあった弁慶は衣川で満身ハリネズミのように矢をうけ、薙刀を杖に立ち往生をとげた。かつてシェイクスピアの悲劇『マクベス』を日本の戦国時代に置き換えて翻案した黒澤明監督の映画『蜘蛛巣城』をみたが、ラスト近く三船敏郎扮する戦国武将が全身に無数の矢をうけ、仁王立ちして最期を遂げる凄絶なシーンがある。このように立ったまま往生を遂げるのは常識的にありえない現象かと思われるが、法医学の本を開くとそうでもなさそうだ。全身に一挙に外傷をうけたとき、ふつうは徐々におこる死後硬直が早期に発生すると書いてある。

　ヒトが死亡すると全身の神経支配が消失し、すべての筋肉は弛緩して緊張を失う。しかし、その後は時間の経過とともに随意筋も不随意

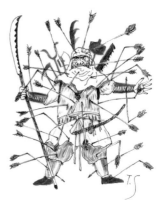

弁慶（？〜1189）の立ち往生

筋も収縮して硬くなり、関節を曲げ伸ばしするのはむずかしくなる。筋硬直は骨格筋だけでなく、平滑筋にもあらわれ、腸管や心臓も固くなる。これが死後硬直であり、ふつうは亡くなってからおよそ２時間前後ではじまる。まず項部、肩、体幹から上肢、下肢、足指へと cephalo-caudal の方向に進む。約半日で完成し、死後２日から４日間持続する。

　まれに上行性に進行したり、全身の筋肉がいきなり硬直に陥ったりすることもあるようだ。これを即発性死体硬直と呼ぶ。このさい、刃物や頭髪、草などを握りしめているから、犯罪などの場合、重要な証拠となる。たいていは死亡時に筋肉が緊張していた場合にあらわれる。弛緩がおこらず、そのまま死体硬直に移行するからである。突然、強盗に襲われ、全身が緊張したまま殺されたりすればおこりうる現象だろう。このように急速に死後硬直が生ずるのは、体内にあるATP がすぐに枯渇してアクチン・ミオシン間の結合が解離せず、アクトミオシンゲルを形成し、脱水の影響もうけて収縮と硬化が不可逆性になるためと説明されている。このようなことから弁慶の伝説的な立ち往生も即発性死体硬直がおこったためと推測され、決して荒唐無稽の話ではなさそうである。

モンゴル軍のバイオテロ

　1331 年、中国河北省に疫病が流行して人口の 9 割が死亡、その 3 年後、淅江省で悪疫が流行して 5 百万人が斃れた。さらに 1338 年から 39 年にかけて中央アジアのタクラマカン砂漠北方に疫病が発生、大量の死者がでた。これらの疫病はどうやらペストだったらしい。1347 年、ヨーロッパに遠征したモンゴル軍はジェノバの町カッファになだれこんだ。そこは黒海沿岸のクリミア半島にある植民都市で、モンゴル軍は「キリスト教徒に災厄を！」と呪いの言葉をかけて疫病の屍体を投げ入れた。たちまち市中に悪疫が大流行、多数の死者がでた。町を脱出した人々は地中海各地に逃れたが、これ以後、ペストは 4 年間、ヨーロッパ各地を席巻して 2 千 5 百万人の命が奪われた。元来ペスト菌は中央アジアに存在しなかったが、13 世紀中頃、ペストの汚染地域だったビルマ（ミャンマー）を侵略した際、モンゴル軍がその地のネズミと一緒に故郷に持ち帰ったとされる。少数民族のモンゴルは疫病によりさらに人口が減少、漢民族の反乱に手を焼いているうちに元王朝は衰退して明に滅ぼされた。カッファの悲劇はモンゴル軍がペストを大量殺戮兵器に用いたバイオテロの嚆矢ではないかと思われる。

　さて、13 世紀にモンゴル軍がわが国に襲来して、文永・弘安の役がおこった。ところが、これより 260 年ほど前、中国東北部から北朝鮮にかけて勢力を張っていた女眞族のうち、とりわけ好戦的な刀伊と呼ばれる部族が、わが国に攻めてきた史実は意外に知られていない。

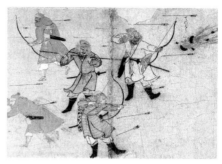

モンゴル兵士たち
『蒙古来襲絵詞』より（宮内庁御物）

　寛仁3年(1019)4月、刀伊族は、50隻の武装船団を組んで朝鮮半島の東湾岸を南下した。

　最初に壱岐国と対馬国が襲われ、国守をはじめ多くの役人と島民が殺傷された。勢いにのった刀伊族の船団は、玄界灘の荒波をのりこえ、筑前国に上陸した。ここでも多くの役人と住民が犠牲になり、北九州一円は震撼した。さらに南下した刀伊族は大宰府を襲い、人馬の略奪がはじまった。このとき大宰権帥をつとめる中関白家の藤原隆家は外敵襲来との知らせに臨戦体制をととのえた。緊急のこととて京都の指令を仰いでいるひまはない。急きょ大宰府近辺の豪族や土豪を呼び集め、さらに湾岸の漁民や在地の農民に指令を発して兵と武器の調達に奔走した。また近海の船頭たちに協力をもとめて和船の船団を立ち上げた。

　和人たちが博多湾で刀伊船団を攻撃しているとの急報に、刀伊の上陸軍は急いで湾に戻った。この虚をついて隆家は戦況を逆転させ、ついに刀伊船団を湾外に敗走させたのである。しかし賊たちは略奪した多くの財宝と牛馬を船に積みこみ、和人女性も拉致して北方に消えた。彼女らが帰国したという記録はみあたらない。

三百数十年後の臨床診断

　光と影の画家レンブラントは、ゴッホとともにオランダの生んだ世界的な画家である。わが国ではゴッホに人気があるが、ヨーロッパではレンブラントの評価が高いようだ。

　レンブラントには、『夜警』『テュルプ博士の解剖学講義』といった陰影の濃い名画があるが、ここにかかげた『ダビデ王の手紙を手にしたバテシバの水浴』もルーブル美術館に秘蔵された逸品である。

　バテシバというのは、旧約聖書の中にでてくるイスラエルの女性で、モデルになったのはヘンドリッキェという27歳のレンブラントの愛人といわれる。

　イスラエルはソロモン王ダヴィデの時代に黄金時代を迎えたが、その偉大な王もまた好色ぶりで知られていた。ダヴィデは絶世の美女として都に聞こえた部下の妻バテシバに目をつけ、己れの欲情を遂げようとした。北はダマスカスから南は紅海まで統治する専制君主のダヴィデにとって、すべては思いのままである。バテシバの夫を戦場に追いやり、その留守の間に「ぜひとも王宮に来るように」と彼女に艶書を送りつけた。

　貞淑な妻のバテシバは、国王の手紙を手にしたまま、「ゆこうかゆくまいか」と思い悩んだ。困惑して心を痛めるバテシバの姿をレンブラントは独得の明暗と深みのある色彩で描いてみせたのである。

　ところで、このバテシバの左乳房に注目すると、その外側に明瞭な陥没がみとめられる。これは単なる dimple（えくぼ）ではなく、すでに立派な乳がんといえる。筆者がその道の専門家に教えを乞うたとこ

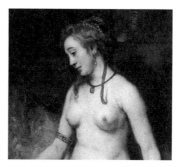

『ダビデ王の手紙を手にした
バテシバの水浴』（部分）
レンブラント画（ルーブル美術館蔵）

ろ、この状態は転移のすすんだ第4期のはじまりの像だという。レンブラントは、愛人の胸のくぼみが乳がんだとはつゆ知らず、病像を正確に描いていたことになる。この画像が描かれたのは1654年とされ、わが国では4代将軍徳川家綱の時代だが、これが欧州の医師によって乳がんと気づかれたのは1990年というから、実に336年を経て確定診断がついたわけである。

　じっさい、モデルのヘンドリッキェという女性は、この絵が描かれた8年か9年後に亡くなったようである。若い人のがんは一般に進行が早いが、乳がんの中には第3期から第4期にいたっても死亡までの期間が比較的長い症例がある。したがってヘンドリッキェの乳がんもゆっくりと進行したのであろう。

　いずれにしても17世紀半ばに、天才画家ががんと知らずにがんを描いた医学的にきわめて価値のある肖像画といえよう。この絵を人間ドックなどで乳がんの早期発見・早期診断のデモンストレーションに用いれば、一般の人々にとって一層理解がふかまるかもしれない。

平安時代の白内障手術

仏教界では迷いの世に生きているあらゆるものを衆生と称する。この生類が前世の業によって赴く迷界が六種あるという。それには地獄・餓鬼・畜生（以上を三悪道という）・修羅・人道・天上の六道がある。

六道の世界を描いた絵画を六道絵といい、既存する六道絵として平安時代に描かれた『地獄草紙』『餓鬼草紙』『九相図巻』（第21話に述べる）『病草紙』などが有名である。

『病草紙』は12世紀半ばの制作といわれ、六道のうちの人道の「苦」を描いた作者不明の巻物である。そこには霍乱の女（急性胃腸炎）、痔瘻の男、歯槽膿漏を悩む男、不眠症の女、口臭のひどい女、肥満の女、小法師の幻覚に悩む男など、当時の病について十七図が描かれている。

わが国では古来、眼病による失明者が多かった。平安時代の貴族は迷信にしばられ、なにをするにも日を選び、入浴もせいぜい5日に1度、洗髪も忌み月の4、5、9、10月は洗わずに済ませた。トイレもなく、便器に入れた汚物を使用人が屋敷の裏手に適当に捨てていた。不自然な生活習慣や不潔な環境、あるいは痘瘡などの疫病や栄養不良などが多くの失明者を生む原因になったのであろう。

一方、加齢による白そこひ（白内障）もしばしばみられた。『病草紙』には眼科医による白内障手術の場面がある。絵の詞書によると、大和国の豪族の家で働く使用人が白そこひで見えにくくなった。たま

たま豪族の門前に目医者が現れたので、よろこんだ主人が診療を頼んだ。目医者の勧めにより、濁った水晶体を取り除く手術がおこなわれた。だが手術後、

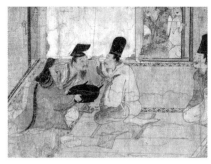

「眼病の男」（部分）
『病草紙』より（京都国立博物館蔵）

使用人の目はいよいよ見えなくなり、ついに片目が潰れてしまったとある。

　顔を差し出す折烏帽子の患者、神妙な手つきで左目にメスを入れる目医者、角盥を捧げて出血をうける侍女、後ろで立て膝になって手術を見守るこの家の主人、ふすまの向こうで手術を覗く家人や同僚たちなど、その場で立ち会ったごとく写実的に描写されている。ちなみに、わが国最古の医学全書『医心方』（984年刊）には、金針を刺して白そこひを治す手術法が載っている（同書第5巻第14「治目清盲方」）。

支離滅裂

　江戸で見世物興行が許可されたのは、2代将軍徳川秀忠の頃とされる。見世物小屋の舞台にあがったのは、「徳利児」と呼ばれた両手の無い子ども、「だるま男」といわれた両足の無い人、あるいは「一寸法師」「ろくろ首」「蛇娘」などと名付けられた人たちだった。さらしものにされたうえ、「親の因果が子に報い」などと囃したてられ、さぞや辛い思いをしたであろう。

　図は江戸時代の『見聞雑録』に載った浮世絵の人物である。彼は見世物小屋で、「逆さ首」と名づけられた。絵の説明文には、「信州の猟師の子で、名を雄吉といい、当年四十二歳。身長一尺五寸。歩行はできず、這いずり回っていた」とある。首は後方へ反り、head controlがきわめて困難であったことが知られる。上半身は弓なりに反り（opisthotonus）、両側の手足にぎこちない不随意運動がみられる。アテトーゼタイプの脳性麻痺と診断できよう。重度の障害がありながら壮年期まで長生きしていたのは、よほど内臓が丈夫だったにちがいない。江戸時代にアテトーゼ型四肢麻痺（athetotic quadriplegia）を描いた世界的にみてもきわめて貴重な浮世絵といえる。

　中国の戦国時代の『荘子』にもアテトーゼ型脳性麻痺を思わせる「支離滅裂」という言葉がある。それによると「支離疏」という名の男性に障害があったが、手足の動きが不随意的だったので、それ以来、でたらめな考えや動きを指して支離滅裂というようになったという。つまり支離滅裂の語源は肢体不自由からはじまったと考えられる。

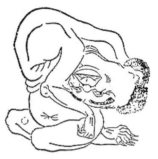

江戸時代の『見聞雑録』にみる
アテトーゼ型脳性麻痺

　わが国では十世紀前半の源　順著『和名類聚抄』に麻痺を意味する「痿痺」という病名が記載されている。痿痺とは「行くこと能わざる也」とあり、重度の歩行障害を示している。このような人々は長らく放置されていたが二十世紀にいたって日の目を見た。脳性麻痺は新生児の仮死や黄疸、未熟児が原因だが、以前はいくら酸素を与えても助からなかった。

　海中に潜る海女さんは海面に出るとき、口を窄めてヒューっと口笛を吹くように徐々に息を吐く。すると気道に圧力が加わり肺は膨らみ易くなる。一旦、膨らんだ風船が僅かな風圧で楽に拡げたり縮めたりできるのと同じ原理である。そこで仮死の新生児に軽く圧を加えた空気を肺に送り込んだところ、縮んでいた肺が膨らんで蘇生できることが判った。これを治療に応用して多くの新生児仮死が救われた。

　昔から息は短く吸い、やや長めに吐くのがよいとされる。座禅の呼吸も吸うは短く、吐くは長く、なおかつ唇を窄めて気道に軽く圧を加える。この呼吸法によって肺が膨らみ、脳波にアルファ派が出現し、気持がおだやかになる。脳性麻痺の治療法と座禅の呼吸法が一致したのは癒しの神髄といえるかもしれない。

九相図巻の法医学的価値

美術品の医学的価値についていささか言及してみたい。図は 14 世紀頃に描かれた『九相図巻』という作者知らずの一巻（正式には『紙本著色九相図』という）で、もとは個人蔵であったが、現在は九州国立博物館が所蔵する。

山本聡美著『朽ちてゆく死体の美術史　九相図をよむ』（角川選書）によると、中国隨代の僧　智顗が講述した『摩訶止観』には、地獄から仏界までの十界が互いにかかわる天台宗の根本思想が説かれている。この書をもとに人が死んだのち肉体が朽ちはてる九つの段階を画にあらわしたのが『九相図巻』である。

第一段「生前相」は高貴で美しい女性の姿が描かれている。

第二段「新死相」は病を得て亡くなった姿。

第三段「脹相」。からだが膨張してくる。

第四段「壊相」。腐敗して皮膚が黒く変色する。

第五段「血塗相」。皮膚の裂け目から血液や体液が流れ出る。

第六段「膿爛相」。ガスによる膨張が止み、腐乱が一段と進む。
　　　　内臓がはみだし、肋骨や大腿骨が露出しはじめる。

第七段「青瘀相」。ミイラ化した死体が乾燥する。

第八段「噉相」。鳥やけものが死体を喰いあさる姿。

第九段「散相」。あらわになった死骸の全身骨格。

第十段「骨相」。白骨がバラバラに散乱した状態。

これらのうち、第二段の「新死相」から第十段の「骨相」までを仏教用語で『九相』と称する。

解剖学や法医学などなかった時代であるが、屍の腐乱状態の変化や、全身骨格が正確に写しとられている。おそらく、この絵を描いた絵師は京の町の路上に捨ておかれた死体を精密に観察しながら写生したにちがいない。世界的にみてもきわめて貴重な作品で、教科書に使いたいほどだと法医学の教授はいう。

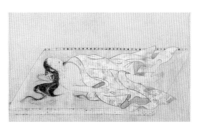

新死相

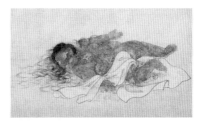

血塗相

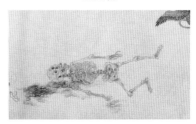

散相

紙本著色九相図
九州国立博物館蔵

なお、山本聡美・西山美香編『九相図資料集成　死体の美術と文学』（岩田書店）によれば、近年確認された新出絵巻に文亀元年（1501）の銘を記した『九相詩絵巻』（九州国立博物館蔵）がある。

この絵巻は蘇東坡（中国北宋の文人）の作と伝わる『九相詩』と九相の和歌を詞書にもつ、現存最古の作例で、土佐派の画風による精緻な大和絵の技法をあらわした逸品である。

戦国時代の CT・MRI

　信長に仕え、伊丹城の城主だった武将の荒木村重（1535〜1586）は、あるとき信長の宿敵である石山本願寺に米を送った疑いをかけられた。信長に弁明しても聞き入られまいと村重は城を脱出したものの、残された妻子 30 余人は織田軍に捕らえられ、京の六条河原で磔刑に処された。まだ 2 歳だった村重の末子又兵衛は危く難をのがれ、本願寺の絵所にかくまわれて成長した。長じて絵師となり、数々の傑作をものにする。母方の名をとり、岩佐又兵衛（1578〜1650）と名乗った彼のことを、人々はその奇矯な行動と放浪生活から、浮世又兵衛と呼びならわした。

　ここに掲げたのは又兵衛の傑作『山中常盤物語絵巻』である。幅 1 尺、長さ 150 m におよぶ大作であり、牛若丸と母の常盤御前の物語である。奥州平泉にいる牛若丸にひと目会おうと京を旅立った母は美濃山中の宿で盗賊団に衣服をうばわれたうえ、惨殺される。牛若丸は母の仇を討とうと、同じ宿に盗賊団をおびきよせ、阿修羅のごとく暴れ回って賊を殲滅する。その活躍ぶりを描いたのがこの作品である。又兵衛は信長に磔にされた母のイメージをこの絵巻にこめたのであろう、全編に異様な迫力がこもる。

　図は物語がクライマックスに達した場面で、盗賊どもは、牛若丸によって真向唐竹割り、あるいは水平斬りに斬り倒される。よく見ると、腹部の横断面は、あたかも CT スキャンのごとく内臓が描かれており（画面左方）、縦断面はさながら MRI を思わせるように頭蓋骨か

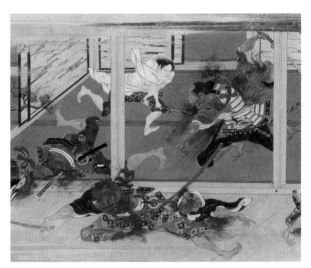

CT・MRI の画面を思わせる人体の断面像
『山中常盤物語絵巻』（MOA 美術館蔵）より

ら胸部にかけて描かれる（画面右上）。

　また死体処理法もまことに写実的に描かれており、こうした場面は想像ではあらわせない。又兵衛が実際に戦場を歩いて遺体とその処理の有様を目撃したことを思わせる。

　本格的なふわけ図が出現するのは 17 世紀後半の『解体新書』であるが、それより 180 年ほど前の戦国時代末期、すでにこのような精密な図が描かれたのは驚異的であり、それは又兵衛の観察力と描写力がとりわけすぐれていたからであろう。なお本絵巻は国の重要文化財に指定されている。

第
22
話

49

第Ⅲ章

浪速のことも夢のまた夢

巨人症・宮本武蔵

　宮本武蔵（1584？〜1645）は幼名を弁之助といい、生まれつき成長が早かった。3歳の頃は5歳位にみえ、5歳のときはすでに体格も知能も10歳児をしのいでいた。大人になった武蔵は身長6尺余寸、当時としてはずばぬけた巨漢であった。

　武蔵がはじめて試合をしたのは13歳のとき。相手の武芸者有馬喜兵衛は弁之助をみて、「なんだ、子どもだったのか」と拍子ぬけしたところを、不意の頭突きを喰らわせ、持っていた薪で頭を殴りつけた。さらに渾身の力をこめて喜兵衛を持ち上げ、岩石落としで真っ逆さまに投げつけたという。かなりオーバーな話だが、プロレスラーまがいの膂力があったことを思わせる。

　武蔵といえば、なんといっても二刀流であろう。だが、たとえ木刀でも大小両刀を両手にもち、これを自在に操るにはよほどの膂力がなければ叶わない。二刀流は武蔵のような腕力の持ち主にして、はじめて可能な刀術であった。

　武蔵が描いたとされる自画像が遺されている。顔面や顎が大きく、眉が濃く、眼球が突出し、手足が長い。脊柱は後方弯曲がおこり、やや猫背である。これは武蔵が脳下垂体の成長ホルモン異常による巨人症だったことを思わせる。

　この自画像は、不動無我の境地をあらわす立禅の構えをとっているところで、武蔵は二刀をだらりとさげ、一見まるでやる気がないようにみえる。「なんだ、この構えは」と相手が油断したとたん、裂帛の気合いとともに必殺の太刀が襲ってくるのである。

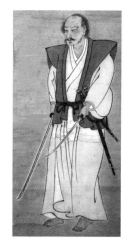

宮本武蔵　自画像
熊本　島田美術館蔵

　佐々木小次郎との巌流島の決闘を最後に武蔵は二度と殺し合いの勝負にかかわらなかった。門人たちに刀術を指南してはいたが、そのかたわら多くの書画を描き、仏像を彫り、刀の鍔を鋳した。それらは単なる余技ではなく、刀術の理をもって極めた非凡の芸術であった。

　巨人症の患者は小児期から青年期にかけて強壮であっても、中年期以後は下垂体の機能不全のために無気力となるケースが多い。武蔵も例外ではなく、晩年は心身が急速に衰えた。物を忘れる、木刀が重い、素振りをすると息が切れる。赤樫の木刀を杖にして歩いた。やがて熊本城の西方、岩戸山にある霊巌洞にこもり、己れの兵法を伝えるべく『五輪書』の執筆にとりかかる。1年半を費やしてこれを書き上げたのち、武蔵は精根尽きて洞内で斃れた。没年は60歳前後だろうか。

　武蔵は有名人だけあって、その墓もざっと数えただけで、小倉の手向山、熊本の細川家の菩提寺、熊本龍田町と島崎町に東西の武蔵塚、そして岡山の宮本村と5ヶ所もある。近年、熊本八代郡であらたに墓が発見されたというから、今後さらに武蔵の墓なるものがふえるかもしれない。

佐々木小次郎の最期

　夏休みの一日、宮本武蔵と佐々木小次郎が決闘したという巌流島に遊んだ。門司港からフェリーに乗り、15 分ほどで船島（巌流島）に着く。東京ドームを二つあわせたぐらいの平坦な小島である。武蔵島といわず、敗者の名をつけたのは好感がもてた。

　武蔵の弟子たちがあらわした『二天記』によると、慶長 17 年（1612）4 月 13 日巳の上刻（午前 9 時ごろ）、人々は関門海峡の浜辺から遠くはなれた試合場を見守った。2 時間も待たされた小次郎は平常心を失い、武蔵の木刀で頭蓋を打ち砕かれて絶命した。吉川英治の小説『宮本武蔵』にもほぼ同様に書かれているが、小次郎は武蔵の一撃では死ななかったという説がある。

　細川家の沼田家老があらわした古文書『沼田家記』によると「小次郎蘇生」の文字があり、隠れていた武蔵の弟子たちが「打殺申候」と記されている。

　『小倉碑文』には「両雄同時相会ス」と明記され、武蔵遅刻説にも疑問がはさまれる。つまり、両者の決闘は申し合わせた時刻通りにはじまり、武蔵の一撃は致命傷とならず、小次郎は息を吹き返した。それをみた武蔵の弟子たちがかれを撲殺したというわけである。地元の漁師たちが小次郎に「島には武蔵が弟子を忍ばせているので気をつけなされ」と教えたという言い伝えものこされている。

　小説や映画では、小次郎は「ツバメ返し」の秘太刀を使う美剣士として登場する。だが、その実像は不明な点が多く、生没年もよくわからない。江戸時代の芝居では武蔵が父の敵である小次郎を討つ物語と

なっている。武蔵がよう
やく敵をみつけたとき、
仇討ち相手はすでに70
過ぎの老人になってい
た。だから武蔵はヨボヨ
ボの爺さんと対決したこ

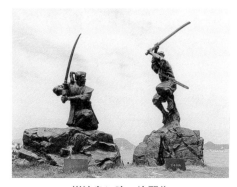

巌流島に建つ決闘像

とになり、その爺さんを皆で寄ってたかって撲殺したとあれば、老人
虐待もここにきわまる。

　実は決闘そのものが伝説であって、豊前小倉藩で刀術指南に当たっ
ていた佐々木一門の横暴と内紛に手を焼いた同藩が小次郎を暗殺し
たのだという説もあり、事実は茫々としている。

　アメリカ人は決闘が定番の西部劇が大好きで、巌流島へ観光にきて
いたオハイオ州の団体も2人の決闘の銅像を見上げて悦んでいた。在
郷軍人会をはじめとする一般アメリカ人の本音は、先制攻撃をうけた
真珠湾の報復がヒロシマ・ナガサキの原爆であり、9.11同時多発テロ
の復讐がアフガン・イラク攻撃だったといっても、それほど的はずれ
ではあるまい。だが彼我の軍事力の差は巨象と小ネズミほど歴然とし
ており、アメリカ人がフェアプレイを尊ぶなら、OK牧場辺りで決着
をつけてもらいたかった。

山本勘助の低身長症

　武田信玄の軍師をつとめた山本勘助の出自と系譜は武田家関係の
史料である『甲陽軍鑑』や甲斐国地誌『甲斐国史』にくわしい。
　信玄と勝頼2代の事蹟と軍法を記した『甲陽軍鑑』（全20巻）によ
ると、勘助は色黒の異相で隻眼、しかも手足の短い低身長で歩くとき
は跛行を呈していたという。若い頃より諸国修業の旅に出て甲賀者、
伊賀者などからさまざまな情報を得たのだが、身体のハンディがか
えって忍者たちと親密になるきっかけになったようだ。培った情報力
を元に各地で仕官を望んだが、その異様な外見に一も二もなく断ら
れ、52歳まで仕官を果たせずにいた。信玄の実父を国外に追放する
クーデターを成功させ、これがきっかけで武田家の重臣だった板垣信
方に推挙され、天文12年3月、信玄に召し抱えられた。

　その後の勘助は信玄の右腕となって数々の軍功をたてたが、彼の才
能は築城術にも発揮された。当時の城は土塁と堀を巡らしただけの簡
素な造りだったが、勘助は虎口と石垣をもつ独創的な建築工法を案出
した。手がけた城に信州の小諸城、高遠城、松本城、高島城などがあ
る。築城の際は最初に絵図を描き、これを元に土図（粘土の模型）と
木図（城郭模型）を作ったから、職人たちは具体的なイメージを頭に
入れて仕事に取り組むことができた。
　永禄4年（1561）、川中島の合戦で勘助は「キツツキの戦法」を編
み出した。山上に陣を構えた上杉勢を武田の別動隊が追い立て、出て
きたところを麓の本隊が挟撃しようという奇策である。だが上杉謙信

もさるもの、その裏をかいて夜半、ひそかに山をおり、信玄の本陣に襲いかかった。ここに両軍あわせて1万人を超える戦死者を出した凄絶な戦いがはじまった。このとき信玄と謙信の一騎打ちもあったとされる。信玄の弟信繁も討ち死して武田勢は苦戦に陥った。作戦失敗の責任を痛感した勘助は敵陣におどりこみ、壮烈な討ち死にをとげた。享年69。

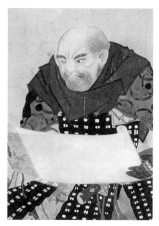

山本勘助
（1493〜1561）
恵林寺蔵

　勘助は小柄で眇目、跛行の障害者だったので、筆者は彼が成長ホルモン異常、原発性小人症、あるいは軟骨無形成症などの低身長症ではなかったかと推量する。もし勘助が軟骨無形成症だったとすれば、身長は130 cm ぐらいにとどまるだろう。けれども当時の日本人は小柄な人が多く、男性でも 140 cm から 150 cm ほどの人はいくらでもいたから、勘助が低身長だったとしてもさほど問題にはされなかっただろう。むしろ山間の戦場を自在に駆け回るには、小柄で軽量のほうが在来種の小形な甲州馬や木曽馬に乗るのに有利だったと考える。

上杉謙信の高血圧性脳内出血

　天正6年（1578）の春、上杉謙信は念願の上洛を果そうと準備をすすめていた。謙信は無類の大酒呑みで、しかも塩辛い酒肴を好んだ。肖像画を見てもわかるように、でっぷりと肥えた肥満型で、いかにも高血圧症の患者を思わせる。高血圧がつづき、動脈硬化におちいると、脳の血管は破れやすくなる。事実、謙信は40歳のとき、脳卒中の発作に見舞われた。さいわい回復したが、後遺症として左足に麻痺をきたした。

　上洛を控えた謙信が、軍議や引見、酒宴にと、忙しい日々を過ごす最中の天正6年3月9日の正午だった。家来たちと盃をかたむけていた謙信は、ふらりと立ちあがり、厠へ用足しにいった。だが、なかなか席にもどらない。おかしいな、と思って家来が見にゆくと、謙信は厠の中で倒れていた。

　上杉家文書によると、そのとき謙信は目をむき、顔をゆがめてぐったりとしていた。城内は大さわぎとなり、大勢の医者が集められた。霊験あらたかな神社仏閣へも代参がつかわされた。こうした療治と祈願の効能があらわれたのか、謙信は3日目に、いったん意識をもどした。うつろな目を宙にむけ、物いいたげだったが、それもつかのま、ふたたび深い眠りにはいった。そして3月13日の午後2時頃、昏睡状態のまま息を引きとった。享年49。

　脳神経外科医の新島裳一氏によれば、謙信が便所で倒れ、目をむき、顔をゆがめ、ぐにゃっとなって眠っていたのは、顔面をふくむ片麻痺をともなった高血圧性脳内出血によるものではないかという。3

日目に意識障害がやや好転したの
は、大脳半球出血でも外側型が主で
あったと推察される。ただし、うつ
ろな目を宙にむけたあたりは、眼球
運動障害などの視床症候群をとも
なう内側型の混在も否定できない
とする。また、気がついたとき、唇
をうごかしたものの、言葉にならな
かった点は、失語症の発症が考えら
れる。

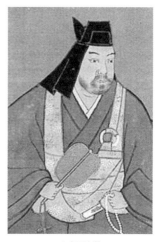

上杉謙信
（1530〜1578）
上杉神社蔵

　さらに新島氏は、謙信がふたたび昏睡状態におちいり息を引きとっ
た経過から、血腫が脳室内に穿破し、橋出血や脳浮腫、脳ヘルニアな
どを併発して死にいたったものと推定されている。

　いずれにしても謙信の病状は、上杉家の者にとって、あまりにも突
然だった。謙信自身も、関東出兵の陣触れをしたばかりで意気盛んな
ときであり、まさか病に倒れるとは思いもしなかったであろう。

　しかし、すでに述べたように大出血の前兆は8年前からあった。も
し周囲の者が塩気の強い酒肴や飲酒をひかえさせていれば、あるいは
再発を防げたかもしれない。

　とはいえ、とびきり旨い越後の酒と肴を前にしては、いかにいさめ
上手が侍っていようとも、謙信の手から盃をはなすことは至難の技
だったにちがいない。

織田信長の最期

　織田信長の生母・土田氏（つちだ）は、信長よりも弟の信行を溺愛した。織田家の家督もうつけ者の信長ではなく、折り目正しい信行につがせようと謀った。精神科医の話では、子どもの頃、母親にうとんじられると、お前などは要らん子だ、という声がどこからともなく聴こえ、長じて精神的に不安定になり、しばしば粗暴な行動に走るケースがあるという。

　信長は14歳のとき、早くも処々に放火をした記録がある。24歳のとき、弟の信行を殺害し、さらに後年、延暦寺を焼き払い、越前や長島の一向一揆を焼き討ちして全滅させた。これらの残虐行為は、子どもの頃、母親からないがしろにされたくやしい体験が大いに影響しているのではなかろうか。

　信長の最期は、本能寺の炎に包まれて焼死するという悲惨なものだった。当時のポルトガル人宣教師ルイス・フロイスは、イエズス会へ送った手紙の中で、信長の最期を次のように記す。「明智の兵は、内部に入って信長が手と顔を洗い終って、手拭で清めているのをみた。しこうして、その背に矢を放った。信長はこの矢をぬいて、薙刀（なぎなた）をとってしばらく戦った。腕に弾創をうけて、その室に入り、戸をとじた。ある人は彼が切腹したといい、ある人は宮殿に火を放って死んだという。」（村上直次郎訳）

　乱世を経て江戸時代になると、礼法を重んじる武士道が盛んになり、切腹の作法も定まった。大隈三好著『切腹の歴史』（雄山閣出版）によると、切腹場所の設営と設備、切腹の作法、介錯（かいしゃく）の仕方、検視、

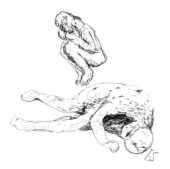

第27話

**ボクサー型の火傷死をしめす
ポンペイ人**
出土物より模写

後始末など細かな規定が定められた。しかし戦国の世では、まだ切腹と同時に首を斬り落とす介錯人はいなかった。そこで信長も腹に刃物を突き立てたまま死に切れず、炎の中で焼死したというのが真相に近いのではないか。

　法医学によると、生きたまま焼かれた場合、ボクサー型といって、手足を屈曲した姿勢をとるという。

　図は、西暦79年、イタリアのポンペイでおこったヴェスヴィオ火山の大噴火の際、熱灰をあびて焼死した人びとの様子をしめしたものである。その遺体があたかも、ボクシングの際、ボクサーが身構える姿勢によく似ているところから、そのように名づけられたとされる。

　信長が火中に身を投じたのは、光秀に首級を渡したくなかったからだろうが、想像するにその黒こげの死体もまたボクサーの構えをとっていたにちがいない。

　信長は生前、延暦寺をはじめ多くの寺や人家に火を放って人びとを焼き殺した。わが身を焼きほろぼす破目に陥ったのは、そのむくいだといえなくもない。信長の場合、ボクシングのポーズというよりも、死の直前に際して、これまでの残虐行為を詫び手掌を合わせる姿だったのかもしれない。

明智光秀の体格測定

　大阪府岸和田の本徳寺には明智光秀を描いた唯一の肖像画が遺されている。亡くなる前後に描かれた画像といわれる。

　光秀は冠をかぶり、地味な衣服に短刀を差し、扇子を手にしてあぐらをかいて座る。端正な容貌であり、表情はおだやか、人品いやしからぬ人柄が伝わってくる。画像の左顔面に縦のキズが刻まれているのは反逆者として疎まれたため、丸められて密かに隠し持たれたからであろう。筆者はこの画像をもとに、晩年の光秀がどのような体格をしていたかを推察してみた。

　北里大学の元解剖学講師の平本嘉助氏（2007 年 10 月逝去）と山梨県甲州市の郷土史家矢崎勝巳氏はヒトの上腕骨と身長に相関関係があることから、男女の身長を推定する式を次のようにあらわした。

　　　男性の身長＝（上腕骨の長さ）× 2.8 ＋ 73（cm）
　　　女性の身長＝（上腕骨の長さ）× 2.5 ＋ 79（cm）

　さらに両氏は殆どの和服の襟幅が 6 cm と 6.5 cm であることに着目して肖像画の衣服から身長を求める手法を開発した。

　丹野郁編『総合服飾史事典』（雄山閣）、鈴木敬三編『有識故実大辞典』（吉川弘文館）などによると、和服の襟は奈良・平安時代には「盤領」（現代の詰襟に当る丸首式）が主だったが、室町時代頃から「垂領」（襟を左右から右前、左前に組み合わせる形式）が主流になった

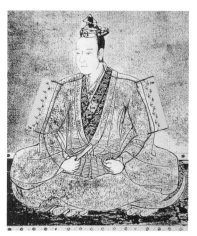

明智光秀（1528〜1582）の体格測定
本徳寺（岸和田）の画像より

とある。「垂領」は約10cm幅で別裏をつけた「広衿」と約5cm幅の「狭衿（棒衿ともいう）」、その中間の「撥衿」に分かれていたが、それ以降は幕末まで殆どの和服が約6cm幅の棒衿となったようである。そこで筆者は平本・矢崎説に従い、光秀の身長を次のように計測してみた。

まず光秀の画像をもとに図の如く両肩から両上肢の形態を描いた。

次に衣服の襟幅を6cmとする物差しを作り、上腕骨の長さを推定したところ約36cmとなり、これを上記の式にあてはめると身長は約173.8cmとなった。

また画像によれば光秀はふっくらとした頬のやや肥満した体形のように思われる。そこでBMI（肥満指数）を24として体重を算出すると約72.5kgとなった。

片山一道著『骨が語る日本人の歴史』（ちくま新書）によれば、戦国期男性の平均身長は160cm弱とある。従って明智光秀の身長・体重・BMIはすべて当時の人々をかなり上回る立派な体格だったと推測されよう。

加藤清正　急死の原因

　ウイルス性出血熱は1970年代に、愛知県の去る研究所で多発した。ある日、突然、研究員たちが悪寒戦慄とともに高熱を発し、つぎつぎに倒れた。最初は悪性のインフルエンザと思われたが、のちにウイルスによる流行性韓国出血熱と診断された。中国や北朝鮮のネズミに寄生する出血熱ウイルスが、なんらかの経路をへて日本に渡り、研究所の実験動物棟に侵入したのである。さいわい、死亡者は1人もでなかったが、実験動物とその汚染区域はすべて焼却処分となり、長年の研究がすべて水泡に帰した研究者もいて、まことに気の毒であった。

　医学史上、ウイルス性出血熱がみられたか否かは定かではないが、似たような急性の経過をたどった病に、肥後熊本51万石の城主加藤清正（1562〜1611）の症例がある。

　慶長16年（1611）、徳川家康は伏見の豊臣秀頼（当時19歳）に上洛して挨拶するよう強要した。秀頼の母淀どのは「家来の家康が主家の秀頼に足を運べとはなにごとぞ」と肯んじない。豊家存亡の危機をひしひしと感じていた清正は、当座をしのぐには家康の申し出を受けたほうがよいと懸命に説得した。

　『当代記』によると、会見は同年3月28日、二条城でおこなわれた。当日、清正は秀頼が伏見を出立するときから秀頼の傍らにぴたりとついて護衛役をつとめた。さいわい両者の会見は波乱もなく、無事に終わった。

　二条城を退出して秀頼を送り届ける途中、清正は伏見の加藤屋敷前

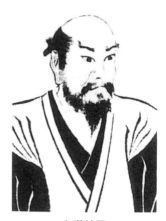

加藤清正
（1562〜1611）

の川で船中の饗宴を催した。そのあと宿所に帰った清正は寝所で肌に隠し持っていた短刀を取り出し、しばらくこれをみつめたあと安堵の涙を流したという（『慶元記』）。もし会見場でトラブルがおこれば短刀で家康を突き殺す決意だったらしい。

　その後、清正は海路、熊本への帰国の旅についた。ところが船中、突然高熱を発してうなされた。病気は次第に重くなり、5月27日に熊本へ着いたが、その2、3日後に舌がもつれ、口を開くことさえできなくなり、なにを話しているのか近習にもわからなかった。脈も乱れ、全身が黒色に変じたとある。そして6月24日、清正はこの世を去った。享年50。

　こうした記述から後世、清正は脳卒中に倒れたとか、家康に毒殺されたといった憶説が立てられている。だが、それでは、熱病に罹り、体が黒ずんだという説明がつきにくい。やはり、なんらかの急性伝染病で倒れたことをうたがわせる。清正は朝鮮国とかかわりが深かったので、ウイルス性出血熱（流行性韓国出血熱）に罹患していたのでは、というのが筆者の私見である。

豊臣秀吉の多指症と認知症

　戦国期に来日したポルトガルのルイス・フロイスは織田信長や豊臣秀吉に会った宣教師であり、帰国してから『日本史』（松田毅一／川崎桃太訳）という大著をあらわした。そこに、「秀吉の片手には六本の指（seis dedos＝six fingers）があった」とある。

　まさかと思ったが、金沢城主前田利家の晩年の回顧談『国祖遺言』に、「太閤さまは右の手おやゆび一つ多く、六つ御座候。お若き時、六つ指を御きりすて候わん事にて候を左なく事に候」とあり、フロイスの記述を裏づける。また信長から「六つ奴」と呼ばれたことも聚楽第にいた秀吉が自ら語ったことがあり、秀吉の右手に多指症があったことは、かなり信憑性が高いと考えられる。

　そこで手の外科の専門医に訊いてみたところ、「昔から日本人、中国人、朝鮮人には多指症、それも母指の脇からもう1本指の生えるタイプの多指症が多く見られます。これは〈母指基節骨分岐型の多指症〉といって血の濃い結婚を繰り返すと発症しやすいのです」と教えられた。さらに「両側対称性のものは遺伝性の場合が多いのですが、秀吉は片側性なので突然変異によるのかもしれません」と説明された。

　なお晩年の秀吉が描かせた肖像画を見ると、左手は母指を突き出し、右手の母指は笏を握って隠しているのが判る。

　秀吉は国内の統一をなしとげた天正18年頃から判断力に狂いが生じた。これは秀吉に認知症がはじまったことを思わせる。ときには筋

の通ったことをいうのだから始末がわるい。周囲の者も、まさか太閤さまが認知症に陥ったとは思わず、「殿下には、いつものように無理難題を申しておられるのだ」と引き下がってしまう。独裁者なので、だれもブレーキをかけられず、朝鮮出兵という途方もないでたらめが堂々と実行されることになった。武将たちはいやいやながら出陣したが、冷静な徳川家康だけは関東麾下（きか）の一兵たりとも派遣しなかった。

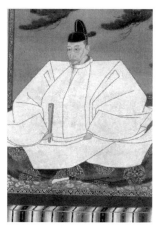

豊臣秀吉
（1537〜1598）
京都 高台寺蔵（伝・狩野光信 画）

　秀吉の喜怒哀楽の変化も年々はげしくなった。一人息子の鶴松が3歳で夭折すると、悲しみのあまり反応性うつ病におちいった。あくる年、老母の死に目にあうと今度は強い驚愕反応をおこして卒倒した。実子の秀頼が生まれると甥の秀次をはじめ一族数十人を残酷なやり方で殺害したり、洛中に秀吉をあざわらう落首があるのをみて犯人がわからぬ腹いせに側近の者を逆さ吊りにして虐殺したりしている。

　58歳頃からは寝小便を垂れるようになり、退行現象があらわになった。これら晩年の秀吉の行状は、かつての陽気で賢い秀吉とはあまりにも異なり、老年期の認知症が発現したものと考えざるを得ない。

秀吉の侍医団

　豊臣秀吉は天下人だけあって、その侍医たちも当時の錚々たる医師たちが侍っていた。施薬院全宗、曲直瀬養案院正琳、半井通仙院瑞桂、竹田法印定加、吉井盛方院浄慶、祐乗坊瑞久、秦宗巴、半井明英など、名前をきいただけで病気が治ってしまいそうなメンバーだった。

　秀吉が晩年、病に臥すと、侍医団は輪番制をとって二人ずつ交替して詰めた。それは24時間交替制度であり、たえず秀吉のそばに侍医が控えるシステムだった。そもそも漢方には輪番制などという概念はないから、これは西洋流に近い方式である。ことに筆頭侍医だった施薬院（やくいんとも称する）全宗はキリシタンを憎んでおり、秀吉が突然キリシタン禁令に踏み切ったのも彼の策謀といわれる。その全宗が南蛮医学を思わせる輪番制を採りいれた点が興味深い。

　秀吉は慶長3年（1598）5月の端午の節句に、諸大名に接見した後、貧血発作をおこして倒れた。体調が悪いので、5月8日に予定した有馬温泉の湯治は断念した。図は死の4ヶ月前に描かれた「醍醐の花見」における秀吉の姿だが、そのやつれぶりには愕然とする。

　6月初旬より極度の食欲不振におちいり、7月にはいると水分以外は喉を通らなくなった。全身が痩せ衰え、体中に激痛が走ったという記録もある。さすがの秀吉も再起不能と悟り、8月初旬、家康ほか5人の大老に宛てて「秀頼が成りたちますように、よろしくお頼みします。なにごとも、このほかには思いのこすこともありませぬ。くれぐ

れも秀頼のこと、お頼みします」という遺言状をしたためた。また、8月15日にも家康を枕元に呼びよせ、「天下のことは内府（家康）どのに、秀頼の養育は前田利家に」と重ねて頼んでいる。このように綿々（めんめん）と哀訴するさまは農民出身でこれといった有力な武将の家来をもたなかった秀吉

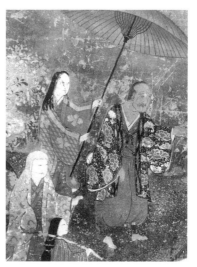

醍醐花見図屏風より
国立歴史民俗博物館蔵

の末路がいかにも哀れだったことを示している。

それから2日後の8月18日午後9時、秀吉は伏見城の病室で死去した。享年62。

このように彼の最期はあまりにも急であり、その死因はスキルスなどの進行がんか、あるいは膵臓がんなど、消化器系の悪性腫瘍に侵されていた可能性もある。当時、権力者の喪（も）は秘され、秀吉が亡くなったときも侍医団から、「殿下にはきょうもご機嫌うるわしく、日ごとにご快方にむかっております」との報告が大本営の発表のごとく諸大名に発せられたとのことである。

戦国時代の診療録『医学天正記』

　あまり知られていないが、安土・桃山時代に『医学天正記』と題する診療記録が著わされた。そこには当時の天皇をはじめ戦国武将から庶民にいたるまで345人の患者の実名、年齢、そして診療日が記されている。

　扱った疾患も内科・外科・整形外科・皮膚科・耳鼻科、眼科・婦人科など広汎な領域におよび、戦国期の病気の種類と治療法を具体的に知ることができる。

　この貴重な臨床カルテを著わしたのは戦国時代に腕をふるった京都の医師曲直瀬玄朔である。

　玄朔は京都上ノ京に生れ、本名を正紹といった。幼い頃に両親を失ったので叔父の医師曲直瀬道三に養われて育った。

　養父道三は腎の症（精力減退）に悩む将軍足利義輝を快癒させて名を挙げ、以来、細川晴元、三好長慶、松永久秀、毛利元就ら名だたる武将の診療にあたった。とりわけ中国の覇者毛利元就は体調不良で悩んだとき道三から次のような養生法の要諦を教示された。

　「気を尽くし心を苦しむことは第一の戒にて候。珍物・美食の飽満、夜食等は第二の戒にて候。淫事を欲しいままに腎精を尽くし、水源・骨髄を燥す儀、第三の戒にて候」。

　すなわち、日常心すべきは、① あれこれ気を回さず、② 美食・飽食を避け、③ 性生活を律することであると、教えられたのである。元就はこれら《養生・三本の矢》を生涯実行して75年の長寿を保った。

　道三は天文14年（1545）、京都に医塾「啓迪院」をひらいて3千人

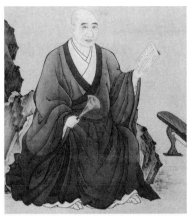

曲直瀬道三
（1507〜1594）
杏雨書屋蔵

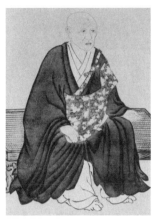

曲直瀬玄朔
（1549〜1631）
『医家先哲肖像集』より

におよぶ門人を育て、師の田代三喜とともに「日本医学中興の祖」と称された。晩年はキリシタンに改宗して「ベルショール」の洗礼名を受けている。享年88。

　道三には跡継ぎがなく、正紹が道三の孫娘を娶り、曲直瀬玄朔と名乗った。のちに玄朔は名うての名医として正親町天皇の侍医を拝命し、関白秀次の侍医にも任命された。60歳の時、徳川秀忠の病を治療して江戸常盤橋に邸宅を賜わり、寛永8年（1631）に83歳で亡くなった。曲直瀬家の子孫は今大路家として長らく徳川家の典薬頭をつとめた。『医学天正記』には、秀吉の感冒、秀次の気うつ病、秀頼の喘息様発作、毛利輝元の下血と歩行障害、蒲生氏郷の重病など興味深いカルテが綴られており、時代小説のネタの宝庫であろう。

八丈島に流された宇喜多秀家と主治医

　備前岡山57万石城主の宇喜多秀家（1572～1655）は宇喜多直家の嗣子として生まれた。秀家は幼少の頃、父を亡くしたが、豊臣秀吉に可愛がられ、17歳のとき秀吉の養女・豪姫（前田利家の4女）と結婚した。26歳の若さで豊臣家五大老の一人に就任したが、関ヶ原の合戦に敗れ、薩摩まで落ちのびたあげく捕縛された。加賀藩の必死の嘆願により極刑だけはまぬがれたが、34歳のとき八丈島へ流人第1号として流された。

　同行したのは秀家の長男秀高（15歳）、次男秀継（8歳）ほか家来ら12人。それに豪姫の切なる願いによって加賀藩医の村田助六（道珍斎33歳）が主治医として従い、離島診療の先駆者となった。一行は島の北西にある流人屋敷に居を構えたが、島役所の扱いは寛大で、秀家らは罪人扱いされることはなかったという。

　火山で形成された八丈島は米がとれず、島民の主食は粟やヒエなどの雑穀だった。副食は大根、かぶら、茄、人参、アシタバ、山芋などの野菜と魚貝類や海草などを食した。加賀藩から2年に一度、米70俵と衣類、医薬品、雑貨などが送られてきたものの、日頃は秀家も雑穀と野菜を混ぜた食事を口にした。しかし飢饉の年は悲惨で、野草をあさり、魚貝類や海草をとったが、空腹に耐えかねて島代官に食糧の借用を願い出たり、島民に麦一升を譲り受けたりして、ようやく飢えをしのいだ。秀家は、「いっそ関ヶ原の敗戦で潔く自刃していれば…」

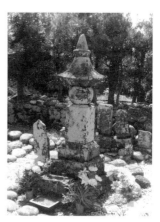

宇喜多秀家の墓
八丈島にて著者撮影

と臍を噛むこともあったという。そんなとき島民の診療に尽した村田医師が謝礼にもらう食糧だけが頼りだった。

その後、秀家の長男秀高は島代官の娘と結婚して2子をもうけ、次男の秀継も島の娘を現地妻にして2子を授かった。しかし秀高は父より先に58歳で病死し、秀継も60歳で病死した。50年にわたる配所生活を送った秀家は、84歳をもって同島に没した。長く苦しい流人生活の中、異例の長寿を保ったのは雑穀と野菜と魚肉を常食とする食生活と、畑仕事、そしてなによりも秀家とほぼ同年輩の主治医・村田助六の健康管理が支えとなったにちがいない。

気の毒だったのは罪人でもないのに流刑地で過ごす羽目に陥った村田医師である。秀家が死去した後も加賀藩から帰国許可がおりず、在島53年で一生を終えた。享年86。

中西淳朗著『八丈島に流された医師たち』（日本医史学雑誌43巻4号）によると「村田助六の子孫も代々島にあって明治3年まで265年間も帰参が叶わなかった」とある。なんと不運な一族よ、と同情するが、実は島民の人情と素朴な暮らしが身に合っていたのかもしれない。

第IV章

重荷を負うて
遠き道を行くが如し

御医師・家康の最期

　徳川家康は健康だったうえに医療にもなみなみならぬ関心を抱いていた。戦場へおもむくときは、食あたりに用いる胃腸薬「三和湯」をはじめ各種の救急薬を鎧の下に忍ばせた。中国宋の時代に出版された処方集『和剤局方』も馬の鞍に入れておいた。

　家康の医療研究の相手を仰せつかったのは、侍医団の片山宗哲、吉田意安、施薬院宗伯といった本道（漢方用語で内科学）の名医たちである。しかし家康は彼らを信用せず、服用する薬はみずから調合した。

　駿府城に残された家康の遺品のカタログ（『駿府御分物御道具帳』）には、「薬研」「薬臼」「乳鉢」「薬ふるい」「薬匙」「天秤」「薬袋」「薬重箱」「油紙」など調剤に必要な道具が揃っていた。愛用した「人参」「丁香」「大黄」「甘草」など、116種におよぶ薬種も遺されている。これらを用いて「万病丹」「寛中散」「銀液丹」「八味地黄丸」などの養生薬を自分で処方した。

　これほど医療に執念をもやした家康だが、最後は思わぬ落し穴におちた。

　元和2年正月21日、駿府の田中へ鷹狩りにでかけた。だが、夜になって強い腹痛におそわれた。夕食にたべた鯛の天プラがあたったのであろう。

　家康は1年位前から食欲不振におちいっていた。鯛の天プラも食欲を増すために周囲がすすめたのである。家康が倒れたとき、主治医の

片山宗哲は腹部にしこりをふれるのを認めて、「癪」と診断した。だが、家康は、「いや、寸白の虫（条虫症）じゃ」と自己診断を下し、自慢の「万病丹」を服用しだした。だが、腹部のしこりは消えず、次第に衰弱がはじまった。

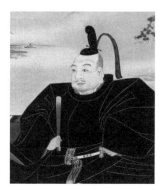

徳川家康
（1542〜1616）
大坂城天守閣蔵

万病丹ばかり飲んでいる父をみて息子の秀忠が心配した。秀忠の依頼を受けた片山宗哲が、「その薬は強すぎて、かえってお体にさわります」と服用をいさめた。すると家康は、「よけいな口出しをするな！」と烈火のごとく怒り、宗哲を信州の諏訪にある高島城へ流罪にしてしまった。

4月になるとさらに衰弱して、るいそうが強くなった。吐き気、発熱もみられ、大量の痰を喀出した。そして元和2年4月17日、75歳をもって大往生をとげた。

巷間、天プラの食中毒で亡くなったとする説が流布したが、食中毒が原因であるなら、発症して3ヶ月後の死は長すぎる。季肋部の腫瘤、長期の食欲不振、るいそう、そして後に秀忠も胃がんで亡くなったことを考え合わせると、家康の死因は胃がんだった疑いが濃厚である。

徳川将軍の身体測定

　徳川将軍家には江戸と三河に菩提寺があった。江戸のそれは上野の寛永寺と、東京タワーのふもとに建つ芝増上寺であり、三河のそれは岡崎城の近くにある大樹寺である。大樹とは中国語で将軍をあらわす言葉であるという。

　歴代の将軍が亡くなると、遺体はまず芝の増上寺に土葬された。増上寺の裏側へ回ると徳川家の霊廟があり、ここに遺体がおさめられた。

　また、将軍が亡くなると、その場で身長が計測され、これと同じ高さの位牌が作られた。位牌は将軍の遺体と同様にみなされ、江戸城から行列を組んで東海道を下り、岡崎の大樹寺まで運ばれた。現在この位牌は、初代将軍家康から14代家茂にいたるまで大樹寺の本堂に安置されている。

　増上寺に眠る将軍家の墓は昭和期になって墓地改葬のため発掘され、同時に遺体の人類学的な研究調査がおこなわれた。このとき将軍たちの背丈が計測され、その値は鈴木尚博士の『骨は語る　徳川将軍・大名家の人びと』（東大出版会）にくわしい。

　筆者は、発掘調査による身長の実側値と、大樹寺の位牌の高さとがどれほど一致するかを知ろうと思った。

　大樹寺が刊行する『補訂版 大樹寺の歴史』には、愛知教育大学の新行紀一教授が測定された歴代徳川将軍の位牌の高さの計測値が列記されている。そこで両者の数値を比較する表を作成してみた。

　これによると遺体がのこされた2代秀忠は実測値158 cmで位牌は160 cm。2 cmの差である。6代家宣はその差4 cm。9代家重は5 cm

徳川将軍の身長（cm）

代	将軍名	位牌の高さ	遺体の身長
初	家康	159	
2	秀忠	160	158
3	家光	157	
4	家綱	158	
5	綱吉	124	
6	家宣	156	160
7	家継	135	
8	吉宗	155	
9	家重	151	156
10	家治	153	
11	家斉	156	
12	家慶	153	154
13	家定	149	
14	家茂	151	156

の差。12代家慶は1cmの差でほぼ等しい。14代家茂は5cmの差である。それぞれ誤差はあるにしても、両者の値はかなり一致しているものと考えたい。

位牌は江戸幕府により公式に作られたのであるから、いいかげんなものではなかろう。したがって遺体のない将軍たちの身長についても、かなり信憑性の高い値と思われる。位牌によると家康の身長は159cm。ちなみに江戸時代後期の日本人男子の平均身長は155cm余だったから家康は当時としては大きな方であろう。

ところでヒトは高齢に達すると、脊椎骨と椎間板が少しずつ圧縮されて脊柱の全長が短縮する。背中も丸くなり、背丈が5〜10cm位低くなる。75歳で亡くなった家康も壮年期には165cmを超える背丈があったのではなかろうか。

なお、7代家継は8歳で夭折したので身長が低いのは当然だが、5代綱吉はかなりの低身長であり、これについては次に述べる『徳川綱吉のコンプレックス』にて考察する。

徳川綱吉のコンプレックス

　5代将軍 徳川綱吉は二つの強いコンプレックス（劣等感）を抱いていた。一つは士農工商の頂上に立った己れの母 桂昌院が八百屋の娘さんだったことである。現代ならばなんでもないことだが、身分制度がきびしい時代、将軍家の生母が庶民出身であることに綱吉は我慢ならなかった。これについては、第43話の『忠臣蔵の医学』で述べたので、ご参照願いたい。

　もう一つの強いコンプレックスは、体が小さいことだった。

　徳川家では代々の将軍が亡くなると、火葬はせずに遺体を墓に納めた。その際、遺体の身長を計り、これと同じ長さの位牌を作って三河の大樹寺（愛知県岡崎市）におさめた。

　昭和期になって芝の増上寺の発掘調査がおこなわれ、秀忠、家宣、家重、家慶、そして家茂の遺骸の身長が計測されたが、その値と、大樹寺にある位牌の高さは数センチの誤差でほぼ一致した。綱吉の遺骸はなかったが、位牌の高さは 124 cm だった。位牌は幕府が公式に作製するので、位牌の高さに間違いはないとみてよい。したがって綱吉はかなりの低身長症であったと思われる。

　低身長症には四肢・体幹が均整のとれた均衡性のものと、非均衡性のそれがあり、後者は染色体異常やくる病、系統疾患などによっておこる。前者は原因不明の低身長症や栄養不良、あるいは下垂体・甲状腺ホルモン異常によるものがほとんどで、知能や運動発達は正常に保たれている。ほかに愛情遮断性の低身長症があり、かつて筆者も、母親に虐待をうけ、栄養失調で目がみえなくなった幼児を、母の手から

離して、ナースや保母（現在の保育
士）の手厚い介護のもとに療育した
ところ、一年間に 17 cm 身長が伸び
た例を経験した。

　綱吉の場合、子どももできたし、
63 歳の寿命を保っており、染色体
異常や系統疾患などを思わせる病
的なケースとは考えにくい。

　綱吉の父・家光の身長は、大樹寺

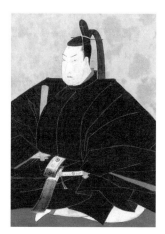

徳川綱吉
（1646〜1709）
徳川美術館蔵

の位牌の高さによると 157 cm、母の桂昌院も遺骸の実測値で 146.8
cm であり、ともに江戸時代の男女としては標準であるので、遺伝性
のものとも思われない。江戸時代に描かれた肖像画から察すると、均
整のとれた低身長症だったことが考えられる。

　けれども、天下の徳川将軍が、小学 2 年生程度の身長しかなけれ
ば、いかにも威厳が足りず、綱吉にとって強いコンプレックスになっ
たにちがいない。

　このコンプレックスを晴らそうと、綱吉は自ら舞台に立って能を演
じたり、年間 2 百回におよぶ儒学の講義を大勢の家臣の前でおこなっ
たりした。「余は、体は小さくとも、これだけのことができるぞ」と
いう綱吉の精一杯のパフォーマンスだったのであろう。

徳川吉宗の脳卒中

　8代将軍徳川吉宗を主人公とした作家・津本陽氏の小説『大わらんじの男』によると、吉宗は身の丈6尺1寸5分（約185 cm）の偉丈夫であったという。いくつかの吉宗に関する歴史読物にも、彼の身長は180 cmを超え、人々より頭ひとつぬけた大男だったので、どこへいっても目立ったとある。

　江戸時代中期の男子の平均身長は約157 cmであり（鈴木尚著『骨は語る　徳川将軍・大名家の人びと』東大出版会）、現代の力士たちに匹敵する身長185 cmの見上げるような将軍がいたならば、必ずや江戸幕府編纂の『徳川実紀』をはじめ多くの文献に記されたであろう。はたして吉宗はこのような大男であっただろうか。

　徳川将軍家の身長一覧表（p79を参照）によれば、吉宗のそれは155 cmであり、決して大男ではない。

　徳川幕府は代々の将軍が薨じたとき、直ちに遺体の身長を計り、これをもとに位牌を作製して三河の菩提寺・大樹寺へ送り届けた。したがって155 cmという値は決していいかげんなものとは思われない。ただし高齢に達すると身長は数cmあまり低くなるのが通例なので、壮年期の吉宗は160 cm余りあったかもしれない。

　おそらく現代の歴史作家たちは、和歌山城や江戸城に遺された吉宗の3尺の大刀や大鎧、それに鎖帷子などから体の大きさを推しはかったのであろう。しかし、それらは戦国の世とちがい、すべて飾り物であり吉宗が日ごろ着用していたものではあるまい。

　けれども、いったん著名な作家によって、大男の吉宗像がつくられ

第37話

ると、世間では実像よりもこちらを
信じたがるものである。それはあた
かも、貧相な小男の源義経が、凛
凛しい美男子だったとされたり、善
良な年寄吉良上野介が、憎々しげな
悪人に仕立てられたりするのと同
じ類である。これからも吉宗は6尺

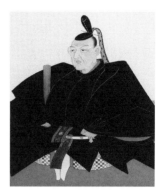

徳川吉宗
（1684〜1751）
徳川記念財団蔵

豊かな将軍として世間に喧伝されることになろう。

　さて、30年間の長きにわたって名将軍とうたわれた吉宗は、61歳
で引退して江戸城西丸へ移った。

　あくる年の延享3年（1746）11月、吉宗は脳卒中の発作をおこし
た。侍医で西丸奥医師の井上俊良が懸命に治療につとめたおかげで、
翌年の3月1日には床上げの祝いをするほど回復した。しかし軽度の
麻痺が遺ったため、その後は外出をせず、もっぱら静養につとめた。

　発作がおこってから5年後の寛延4年3月27日、ひさびさに本所
で鷹狩りをしたが、その2ヶ月後の5月23日、脳卒中が再発。尿路
感染症を併発して重篤となり、6月20日の卯の刻（午前6時）、鬼籍
入りした。再発性脳卒中は予後不良という定説通りの吉宗の最期で
あった。享年67。

脳性麻痺の徳川将軍

　9代将軍徳川家重（1712～1761）は将棋を好んだ。しかし生来の多病で話す言葉がはっきりせず、聴き取ることができたのは御側御用取次の大岡忠光ただ一人だった（『徳川実紀』による）。江戸時代の史書『続三王外記』にも「家重は歩行に難があり、首をたえず左右にふっていた」とある。

　18世紀後半のオランダ商館長ティチングも著書『日本風俗図誌』（新異国叢書 7　雄松堂書店）にて「（家重の）話す言葉は他人に判らず、ただ合図のようなものでしか自分の意図を人に伝えることができなかった」（沼田次郎 訳）と記述する。

　将軍家御用絵師が描いた家重の肖像画をみると、両目に内斜視があり、眉根を寄せて唇をねじまげ、頬にシワを寄せ、下顎を前に突きだし、両肩には shoulder retraction（肩を引っ込める姿勢）があるなど、不随意運動の症状が認められる。御用絵師は本人をより良く描くのが大切な役目であるから、実像はさらに重度だったであろう。この画像や前述の症状などから筆者は家重がアテトーゼ型（不随意運動型）の脳性麻痺ではなかったかと推定診断する。

　近年、将軍家菩提寺の芝増上寺から発掘された家重の遺体には奥歯の上下歯列咬面に極端な摩耗が認められており、アテトーゼによる歯ぎしりが強かったことの根拠となろう。また歴代将軍は必ずといっていいほど自筆の書画を描いているが、家重は一片の書画も遺していない。これもアテトーゼ型脳性麻痺に特有の上肢機能の不自由があっ

たことを思わせる。

　筆者は長年障害児・者の診療に携わり、多くの知的に優れた脳性麻痺の人たちと交流してきた。言語障害と運動機能障害があったとはいえ、家

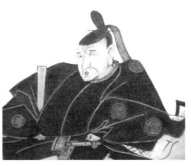

徳川家重
（1712〜1761）
伝・狩野英信画の肖像より模写

重も知的レベルに問題はなく、とりわけ将棋が得意だった。側近の大岡忠光の助けを借りてしばしば長男の家治（いえはる）を相手に将棋を指したことが知られる。

　父の手ほどきをうけた家治は、10代将軍に就任したのち、将棋の実戦譜とその解説を載せた『御撰象棊攷格（ごせんしょうぎこうかく）』を編纂するほど将棋の愛好家となった。

　なお、次に述べる13代将軍家定（いえさだ）も重度の痙性麻痺があったが、家重同様、将軍の座につくことができた。水面下では障害者を推すことに反対した閣老もいただろう。後継者をめぐる争いが生じたかもしれない。それでも幕府が2人の障害者を最高指導者に任じたのは、封建制度下の特殊な状況にあったとはいえ、日本政治史上、画期的な出来事だったと筆者は考える。

江戸城中のリハビリテーション

　わが国に開国をもたらしたのはアメリカ公使ハリスだが、彼の日記には13代将軍の徳川家定が辛うじて坐位を保ち、わけのわからぬ奇声を発した人として記録をとどめている。

　御用絵師によって描かれた肖像画をみると家定は顔立ちのととのった白皙の貴公子で、やや神経質そうにみえるが、とりたてた症状はみとめられない。

　9代水戸藩主の徳川斉昭が記した『忠成公手録』の中に、「大将軍（家定のこと）にては伺いに出 候 者をうるけく（うるさく）おぼしめし候ゆえ、あいなるたけは伺う候こともあいならず、なにごともおわかりなきゆえなり、異国船などのことは一切おわかりなく候て恐れ入ることのみなり」と記したことから知的障害があったのかもしれない。

　家定の中枢神経症状はハリスの日記の中にみられる。江戸城表御殿でハリスの伝えるアメリカ大統領のメッセージに対して家定は返事をしようとするのだが、「みじかい沈黙ののち、じぶんの頭をその左肩をこえて後へぐいっと反らしだした。同時に右足を踏みならした。これが三、四回くり返された」（ハリス『日本滞在記』岩波文庫 坂田精一 訳）とあり、家定の不随意運動が如実に表現されている。徳川家の公文書には、家定は生来、病弱の人にて子がなく、世つぎ問題の紛糾のうちに亡くなったとあるだけだが、数行のハリスの文章にかえって歴史の真実をよみとることができるようだ。

　渋沢栄一の『徳川慶喜公伝』によると、「家定公は、幼少にて重い

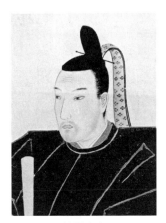

徳川家定
(1824〜1858)
徳川記念財団蔵

疱瘡（痘瘡、天然痘）にかかりたまい、満面の痘痕にみにくくならせられ、かつ、病身がちなる上、俗にいわゆる癇症にて、眼口ときどき痙攣し、首またこれにしたがい、一見笑うべき奇態をなし、言語もまたやや訥して、どもるがごとくなりけり」とある。これによっても、痘瘡後遺症のために痙性麻痺と言語の不自由があったことが知られる。

　また、「父上の家慶公、これをうれい、侍医らに申しつけて、種々の療薬及びたれども、さらにその効なし。謡曲、乱舞など試みなば、あるいは奇態を矯正せられるべきかとて、その業を習わせ給うに、その間は常の体なれども、曲止めばたちまち故態（もとのまま）に復せり」とある。つまり、謡曲や踊りの稽古をさせれば、あるいは、麻痺を矯正できるのではないかと父の将軍が息子の家定に習わせたのだが、稽古のあいだは、ふつうの状態になるけれども、曲を止めれば、たちまちもとの痙性麻痺の状態に戻ってしまった、ということである。この方法はあまり効果がなかったようだが、江戸城にて将軍の息子の痙性麻痺を治すために謡や踊りによってリハビリテーションがこころみられたという事実が重要であろう。なお家定は重症の脚気衝心（急性心臓障害）により、35歳で逝去した。

お岩さんは上顎がん？

　子どもの頃、明かりを消した風呂場の中で兄たちから幽霊や火の玉の話をきかされ、その夜は怖くて便所へゆけなかったことを覚えている。

　だが、現代っ子は、幽霊やお化けときけば、ゲラゲラ笑いだして少しも怖がらない。とはいえ、現代っ子が夢中になる怪獣や宇宙人も、形を変えたお化けや幽霊の類いであって、怪談話のぞくぞくするような魅力は昔も今も変わるまい。

　さて、お岩さんは、江戸時代の歌舞伎脚本作者鶴屋南北の代表作『東海道四谷怪談』に登場する幽霊である。

　彼女は塩谷家の浪人民谷伊右衛門の妻となるが、じつは父の敵でもある夫にうらぎられ、毒薬をのまされる。毒が回ったお岩さんの顔は次第に醜く崩れ、頭髪を梳くと、ずるずるとぬけて出血し悲惨な形相となって果てる。

　伊右衛門は若党の小平をも殺害し、二人の遺体を戸板の裏表に打ちつけて川に流すのだが、お岩さんの怨恨はすさまじく、小平とともに怨霊となって伊右衛門に襲いかかる。苦しめられた伊右衛門は狂乱して果てるという筋書きである。この芝居は文政八年（1825）、江戸中村座で初演され、観客を魅了して大評判をとった。

　お岩さんにはモデルがあり、元禄時代に実在した江戸四谷左門町の同心田宮又左衛門の娘とされる。その娘田宮岩は寛永13年2月22日（1636年3月29日）に病没し、遺体が埋葬された妙行寺の過去帳に

記録されている。

　現在も四谷には於岩稲荷田宮神
社があり、お岩さんのご子孫が住ん
でいるそうである。

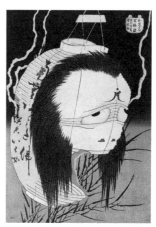

『百物語　お岩さん』
葛飾北斎 画

　ここからは筆者のイマジネー
ションだが、モデルのお岩さんの顔
が崩れる原因となったのは上顎が
んではなかろうか。

　臨床病理学の教えるところによれば、一般に上顎がんは肺がんと同
じ呼吸器系のがんであり、性質も悪性で急速に悪化しやすい。これに
対して下顎がんは胃腸などと同じ消化器系の細胞であり、治療によく
反応する。若い人のがんは進行が早い。お岩さんの上顎がんも鼻閉、
鼻出血にはじまり、みるみるうちに顔面を侵し、目がとびだし頬や鼻
が崩れて凄惨な様相となった。そのあまりの進行の早さに周囲の者が
おどろき、なにかのたたりではないかと怖れたのではなかろうか。

　お岩さんの話をききつけた鶴屋南北がこれをヒントに怪談話を創
作したというのが、筆者の新解釈『四谷怪談』である。

ひょっとこと顔面神経麻痺

顔面神経麻痺の患者さんのほとんどはベル麻痺（末梢性顔面神経麻痺）である。昔は冬場など汽車に乗って窓を開けたまま眠ってしまうと冷風が頬にあたって顔の半分が麻痺する患者さんがいた。現代ではウイルス感染によるものが大半のようである。病歴を聞くとたいていは体調を崩したときに発症している。

病初は歯みがきの際、口から水が漏れたり、口内の半分がざらざらした感じがしたり、あるいは顔面筋がぴくぴくしたりして気づく。症状が出揃うと麻痺した側の口角が強い力で健常側に引っ張られ、鼻唇溝が消失する。顔の半分がうごかず、額の皺は片側のおでこに偏る。麻痺した側の目蓋が閉じにくくなり、眼は充血する。

左図は15世紀ヨーロッパの彫刻であるが、その顔貌はベル麻痺の定型的な症状をあらわしている。患者さんたちも最初は鏡を見て己れの形相にびっくりするらしい。恥ずかしくて外出もできないという。眼帯をしている患者さんもいるが、眼が閉じにくいので眼帯の下が涙に濡れて皮膚が痒いと訴える。物を食べると片側の口内に溜まってしまい、食事のときなど頬の内側を思い切り噛んだ人もいた。会話をするにも口がいびつに開いて話しにくいので口許を指で押さえながら喋る人もいた。とくにマ行、パ行、バ行などが発音しにくいようだ。ストローを吸ったり熱いものを吹こうとすると口先がひょっとこみたいに曲がってしまうと訴える患者さんもいた。たしかにベル麻痺の表情は昔から各地にある伝統郷土品のひょっとこ面によく似ている。いや、ひょっとすると、ひょっとこ面はベル麻痺の患者さんを写し

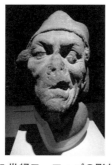

15世紀ヨーロッパの彫刻
ルーブル・ノートルダム美術館
（ストラスブール）蔵
Photographed by Francois Schnell

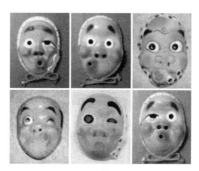

ひょっとこ面
各地の郷土品より

取ってはじまったのかもしれない。昔もベル麻痺はあったはずだから、それを見て笑った人たちが、こんな面をつくったのではないかとつい想像したくなる。

　右図は全国各地で見られる可笑（おか）しい踊りの定番に用いられるひょっとこ面である。百科事典によるとひょっとこは火を吹くときの顔を面白く表現したもので、火男（ひおとこ）（かまどで火吹き竹を使う人）がなまった言葉だという。昔はおかめとともに道化役として神楽の種まきや魚釣りの舞に登場して潮吹きとも呼ばれたと解説があった。

　ベル麻痺がおこる2、3日前から、子どもの声やテレビ・ラジオの音がやたらに耳に響いて苦しかったと話す患者さんもいる。顔面神経支配の鼓膜緊張筋の働きが悪くなるからであろうか。このことから有名なムンクの作品『叫び』もまたベル麻痺の症状だったろうかと思ったりする。あの耳を塞ぐゼスチャーとみじめで悲しげな表情はベル麻痺のはじまりといっては考えすぎかもしれないが。

明治期以前の歩行

　現代人は歩くとき、両足の歩調と逆方向に両手を振って歩行する。すなわち、右足前・左手前、左足前・右手前の歩行である。ところが、明治期以前、つまり、江戸時代やそれより前の時代では、大方の<ruby>大方<rt>おおかた</rt></ruby>日本人はこのような歩き方をしなかった。歩くときは、右足前・右手前、左足前・左手前という現代人とは逆のやり方だった。

　「そんなばかな。だいいち、それじゃあ、歩きにくくって困る」というのは現代人の感覚である。

　そもそも、昔の人は、ふだん手を振って歩くことはなかった。

　たとえば江戸時代、武士は左手で袖口をもち、右手は扇（白扇か鉄扇）をにぎりしめ、背筋をのばして両手を動かさないで歩いた。しかも、いつでも刀がぬけるように油断なく四方に目を配っていた。浪人の場合、右手は<ruby>懐中<rt>ふところ</rt></ruby>におさめ、左手は大刀をにぎって歩いた。

　農民は物を入れた袋を背負い、すきやくわをかついで歩いた。両手を遊ばせておくようなもったいないことはしなかった。

　商人も当然、商品をもって歩いた。手に物をもたぬときは、<ruby>前掛<rt>まえがけ</rt></ruby>を巻きあげて、その下に両手を入れるか、前で両手をにぎり合わせて歩いた。士農工商、身分によって、着物や所作がほぼ決められていたのである。

　<ruby>旗本奴<rt>はたもとやっこ</rt></ruby>などは肩で風切り、大手を振って歩いたというが、これも現代風ではなく、右足を前に運んだとき、右手を前にする歩き方をした。いわゆる《<ruby>難波<rt>なんば</rt></ruby>歩き》である。これは歌舞伎や、相撲取りの所作によって知ることができる。昔は万事、右手右足前、左手左足前の動

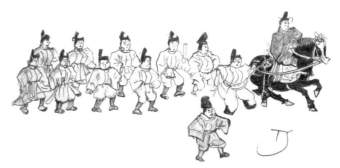

『賀茂祭の行列』（部分）にみる従者らのなんば歩行
筆者による模写

作を基本としたのであり、これからいえば現代の映画やテレビの時代劇は全て落第であろう。

　当時は身分の高い者ほど、いそがず、あわてず、ゆったりとした歩き方をした。にわか雨にあって、庶民があわてふためいても、武士や公卿は決して走らなかった。道を走るなど、ぶざまな姿として軽蔑されたのであろう。

　城の殿中でも走ることは厳禁だった。大名の長袴は、殿中で走れぬようにするための手段である。大名がなにか異変をおこした際、近侍の者が長袴のすそを踏みつけて押さえつける役目もあった。

　現代とちがって昔は時間がゆっくり過ぎた。武士たちは作法にのっとり、用心深く、あたりの気配をうかがいつつ慎重に歩いた。昔の日本人が、いかに両手を振って歩かなかったかは、往時の絵巻物をみればわかる。両手を振って歩く現代風の歩き方は、幕末から明治にかけて西欧式の軍隊調練が採用されたことや、横浜に居住した外人たちの歩く姿を見て、はじめて広まった近代の歩行である。現代の研究者が歩行分析をするさい、過去の日本人の歩容についても十分考慮に入れる必要があろう。

第V章

埋もれておらむ
心なき身は

忠臣蔵の医学

　元禄14年3月、江戸城松の廊下で赤穂藩主浅野内匠頭が、とつぜん高家の吉良上野介に斬りかかって事件がはじまった。

　上野介が刃傷を受けたとき、最初に治療をしたのは将軍綱吉の侍医で内科医の津軽意三と外科医の坂本養貞である。しかし患者の出血がなかなかとまらず、手にあまった。そこで外科の名医と評判だった町医者の栗崎道有を召しだすことにした。往診先で呼びだされた道有はさっそく参上して本丸御殿の医師部屋で上野介の診療にあたった。

　治療経過を克明に記した『道有日記』によると、上野介の額の切創は斜めに約11cmあり、骨まで達していた。背中にも約20cmの切創があり、こちらは浅手だった。額の傷を熱湯で洗い、小針小糸で6針縫い、石灰をまぜた煉薬を貼って傷口を塞いだ。背中の傷は3針縫合しただけで済んだ。上野介の白帷子の袖を引き裂き包帯にして体に巻きつけた。

　治療中、上野介は気力を失ってときどき生あくびをした。これを診て道有は考えた。上野介は早朝より勅使・院使の世話にとびまわり、ほとんど朝食を摂っていなかったので気力が失せたにちがいないと。つまり低血糖による気力減退があるので、食事を与えればよいと判断したことになる。

　道有はすぐに台所へ駆けこみ、「米飯を一膳所望いたす」と頼んだ。ただし「手負いの吉良様に差し上げる」などといえば、「穢れだ」と断られる恐れがある。そこで「手前、空腹ゆえ」と告げ、部屋へ戻って自ら食べさせた。上野介の気力はたちまち回復して全身状態が改善

された。道有の的確な判断と迅速な処置によって上野介は救われたのである。

後年、道有は八代将軍吉宗の侍医を勤め、長崎からオランダ医が江戸城へくると吉宗と共に医学上の質問をする役目を仰せつかった。道有の栗崎流外科はその後、山脇流と名を改め、直系のご子孫は現在、愛知県高浜市で山脇薬局を開業されている。

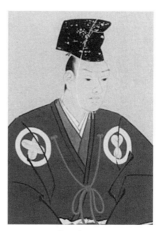

浅野内匠頭
（1667〜1701）
花岳寺蔵

　ところで、内匠頭はなぜ上野介に無法な暴力をふるったのだろう。俗説では上野介に侮辱されたとか、賄賂を惜しんで礼式指導を十分教えられなかったとか、吉良と赤穂に塩田争いがあった、などといわれる。しかし内匠頭は16歳のとき朝鮮使節の接待役を勤め、17歳で勅使饗応役を勤めた経験がある。しかも事件当時は35歳の分別盛りである。上野介が忙しければ他の高家衆に訊ねる方法もあった筈である。藩主たる者、幼少の頃より武人の心得や礼儀作法をみっちり教えられる。相手と対決するときは尋常に勝負し、後ろから襲うような卑怯な真似は決して致さない。

　現代の目で見るならば、いきなり刀を抜いて斬りかかる行為は、被害妄想の疑いがある。自分が不当な扱いを受けたと妄想を抱き、つま

らぬことで興奮して爆発的な行動に出る。殿様として甘えて育てられ、過度に敏感で、孤独な状況に陥っていたとも考えられる。あるいは統合失調症を思わせる精神障害があったのかもしれない。そのような疾病でもなければ、一国一城の主たる者、家臣全員を路頭に迷わせるような軽率なふるまいは決してできぬであろう。

　さて、5代将軍綱吉は内匠頭の刃傷沙汰に激怒して、即日、切腹を命じた。だが、この処断はあまりにも短慮であった。現代ならば、まず内匠頭の精神鑑定をおこない、なぜそのような行動に走ったかをじっくり検討して、その後の措置を決めるであろう。当時としても十分に日時をかけて吟味すべきであったが、綱吉はそれを怠った。

　徳川将軍といえば、万人の上に立つ最高権力者である。しかし綱吉は母桂昌院の出自に強いコンプレックスを抱いていた。母は京都の八百屋仁左衛門の娘だった。士農工商の身分制度がきびしい封建時代、将軍家の生母が庶民出身であることは綱吉のプライドをひどく傷つけた。

　それでも母が病気になると、自ら枕元に出かけて肩を揉んだりするほど母を愛した。桂昌院も綱吉を可愛がり、館林15万石だった身分を、家光に頼んで兄綱重と同じ25万石に加増させたほどである。綱吉にとって大好きな母だが、出自を考えると嫌でたまらない。このコンプレックスを振り払おうと、綱吉は母に高い身分を授けることを思い立った。しきりに朝廷に働きかけ、ついに女性として前代未聞の従一位が授けられる運びとなった。待ちに待ったこの吉報を伝えようと下向してきた勅使・院使を迎える直前、めでたい場が血で汚されて怒り狂ったのだ。

　綱吉が健常なる精神の持主であれば、むりやり母に位階を授ける運

動などしなかったであろう。たとえ内匠頭の暴挙がおこっても、十分に吟味した上で処分を決めた筈である。ちなみに8代将軍吉宗の母は紀州の村娘だったが、吉宗は意に介せず、堂々と将軍職を果たした。

忠臣蔵の真因は、実に綱吉の強いコンプレックスに端を発したといえよう。大石内蔵助は吉良邸に討入りすべきではなく、真の仇、将軍綱吉に狙いを定めるべきだったと筆者は考える。

さて、大石の切腹は元禄16年2月4日の夕刻、芝高輪の細川越中守の中屋敷で執行された。処刑場の畳に白布が敷かれ、水桶と盥、首桶が用意された。周囲には検使役をはじめ細川家の諸役人が控える物々しい雰囲気だった。

大石が浅黄無垢無紋の裃を着て白布に座らされると役人の1人が進み出て、奉書紙に包んだ刃渡り九寸五分の短刀を三方に載せて大石の前においた。傍らに立った介錯人の安場一平が姓名を名乗って一礼し、太刀を抜いて大石の背後に立つ。大石が着衣をぬぎ、右手に短刀を掴むと介錯人が太刀を大上段に構えた。大石が腹に短刀を突き立て、搔っ捌きはじめたとみるや、安場は太刀を一閃させ、首を切り落とした。おもぬろに首を取りあげ、横顔を検使役に見せて処刑は終了した。

一般に切腹する場合、腹壁と腹膜と腸管を切り開くと最初の出血量は3百〜5百mLほどであろう。血圧低下と血液凝固作用もあるから通常は7百〜千mLに収まるだろうが、同時に首の切断も加わるので頸動脈から多量の新鮮血が噴出して白布はみるみる血まみれになったであろう。

大石をはじめ四十七士の墓のある高輪の泉岳寺には、今も墓参に訪れる人々が絶えない。

ぼんのくぼ

　江戸時代、腑分け（人体解剖）をされると魂が抜けて往生できないという根強い迷信があった。たいてい囚人の遺体が用いられたが、それでもたたりがあるといって腑分けそのものに反対する人が多かった。

　当時の腑分けのありさまは絵師の手によって克明に記録されている。

　坊主頭をしているのが幕府の医官たちであり、立ち会いの役人たちは手ぬぐいで口元をマスクのように覆っている。死臭が漂うのと、不浄なものをみるという意識があったからであろう。腑分けをするのは、身分の低い下人といわれる人たちで、医者はただ観臓（観察）するだけだった。

　絵師が描いた腑分け図をみると、内臓はもとより、大腿の傷まで見た通り写実的にあらわしており、いわば写真師の役割を果たしていたことがわかる。

　ところで、遺体は首のないのが特徴で、頭部が切りとられているようにみえる。たとえば、佐賀の乱で斬首刑に処せられた司法卿の江藤新平や、新選組の隊長近藤勇のさらし首の状況によると、さらし台の上に顔だけ載っているようにみえる。

　それでは首切り役は、処刑のさい、囚人の首のどこを斬ったのであろうか。

　物の本によると、首切り役は、囚人の〈ぼんのくぼ〉（盆の窪、項の中央のくぼみ）を目印にして刀を振りおろしたという。

　昔から武士たちは合戦のあと、恩賞にありつくため、敵の首を切り

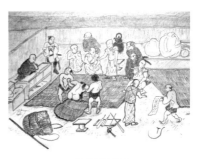

取って主君の首実検にそなえた。このさい、頸椎の中央はよほど膂力_{りょりょく}がないと切り落せないと心得ていたから、ぼんのくぼ、すなわち、頭蓋底と第1頸椎（環椎）の間、または環軸椎間（第1、2頸椎間）を目印にして、ここを的に首を斬り落した。つまり頭蓋底に沿って首を切断したのである。その技法が江戸期の首切り役人にも伝えられたのであろう。

女囚解剖図

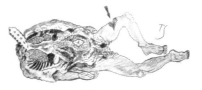

内臓のふわけ
矢印はぼんのくぼ切断の際、いきおいあまって大腿部を切断した刀傷

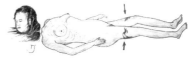

ぼんのくぼで切断
女囚の首と大腿部の刀創（矢印）

　後ろ手に縛られた囚人のぼんのくぼを目がけてふりおろされた刀身は、首を一刀両断し、勢いあまって、切っ先は大腿部までがおよんだ。図にみられる太ももの刀疵_{かたなきず}はその証左である。

　当時の腑分けには、女囚もかなりまじっていた。人妻の不義密通は重罪であったから、ときには処刑されて遺体が腑分けに使われた。江戸期の女性は不倫をするのも命がけだった。「禁断の木の実ほど美味はない」というが、禁令を犯して得られた快楽は、さぞや愉悦の刻_{とき}をもたらしたであろう。現代ならば、首を斬られる女性が続出するところだが、まことによき時代を迎えたものである。

江戸時代の法医学書

　中国南宋の時代、宋慈という者が『洗冤録』なる書物をあらわした。これは縊死、絞死、溺死、殺傷から死体現象まで多数の項目を系統的にまとめた本格的な学問書である。13世紀前半に世界に先がけてこのような法医学の専門書があらわれたのは驚異的な出来事といわねばなるまい。

　のちに、この『洗冤録』をもとに書かれた『無冤録』がわが国に伝わった。しかし原典は漢文なので、捜査に携わる係役人たちにはむずかしすぎた。和泉国（大阪府南部）の河合甚兵衛という者がこれを翻訳して手ごろな本にした。それが元文元年（1736）に出版された『無冤録述』である。文章もわかりやすく、江戸時代の役人たちにとって必携の犯罪捜査マニュアルとなった。たとえば、首くくりの死体検案法について、次のような記述がある。

○自ら縊して死たる屍を改むるには、先ず其所の梁の高さ幾尺あるかをはかるべし。さて其死人の両脚、空にかかり、舌が出であるべし。首の結目匝とまわってはあるまじ。是自ら首くくるの状なり。
○首くくりを検する時の作法は、先ず初めて訴え出でたる者に向って其死人はどこの生まれぞ、と問い、さて見付けた時はいつであった、其まま縄を解きおろし救うたか否やを問い、又死人の年はいくつで何の業をして渡世して居たぞ、家内は幾人あるぞ、自縊した訳はどうした、などと問うべし。見付けた時もはや死んで居たか、まだ生きて居たか、救いたすけたか否や、死んでは何時ばかりになるなど委しく問

うべし。

○屋内にて自縊する者は、先ずその縄をかけた梁の上の塵を改めて見るべし。若し其塵が散り乱れもせず、おちついてあるなれば、わきから偽りこしらえたるなり。

○又其しめ縄のくくり目がきっと十文字に成ってあるか。又は少し緩いか。又は着て居る衣服は古いか新しいかを見るべし。其側に何があるか、其人が、どっちを向いて居るか、又何を踏次にして上りたぞ、高さはどれほどにくくり上げたぞ、足は地からどれほど離れてあると云う事を委細に見定めて、そこで其立合った者共に対し、目の前にて縄を解き、屍をそっとおろし、明なる所へ出して、そこで其縄の長さ幾尺あるということを量り見るべし。頸の下よりかこみて耳の後髪の生えぎわの上へかけてある其痕の広いか狭いか斜めか長いか短いかをよくよくはかり見るべし。

ざっとこんな具合の記述が事こまかにつづく。ここには絞殺、刃傷死、火焼死、水死、毒薬死、病患死、凍死、餓死、圧死、男子作過死（腹上死）、棒殴死、酒食酔飽死、鍼灸即死など、あわせて31種もの死体鑑定法が説かれている。読んでいて江戸時代の係役人たちがいかに科学的な現場検証をおこなっていたか、その一端に触れたような心地がする。

わが国最初の法医学書

江戸時代の医療費と小石川養生所の実像

　江戸の町医者は、日本橋の薬研堀、外神田、浅草の南に集団で居を
かまえていた。お互いに商売敵を追いだすより、このほうがかえって
患者を集めやすかったのであろう。かつては診察料といったものはな
く、すべてが薬礼であり、この中に治療費や往診料などが含まれた。
したがって薬価はきわめて高いものになり、江戸時代に「薬九層倍」
という言葉が生まれたのも、このような事情による。

　町医者の商売がどれほど儲かったかといえば、寛延年間（1748〜
1751）の薬礼で、薬一貼が銀二分である。一貼は生薬を調合して油紙
に包んだ状態であり、現代の薬一包とちがい、一貼分の漢方薬を土瓶
に煎じて何回にも分けて服用した。三百貼が一両（現在の十万円ほど）
にあたるから、長患いで寝こんだりすれば、少なからぬ医療費がか
かった。

　天明年間（1781〜1789）、薬礼は一貼銀三分に値上がりした。天保
年間（1831〜1845）になると一層値上がりして一貼が銀五分となっ
た。それでも富裕な患家が流行医者の診察を受けるときは薬礼の他に
銭二百匹（半両）をつけたといわれる。庶民はめったに町医者にかか
らず、代りに富山の薬売りや近所の店の売薬で済ませ、あるいは自宅
の庭に薬草を植えて病気に備えた。日本人の薬好きはじつに江戸時代
の医療制度の不備にはじまっているといえようか。

　8代将軍徳川吉宗は庶民の医療をなんとかしようと小石川の町医者
小川笙船が提唱した貧困病人のための療養所設置案を採用した。享保
7年（1722）、幕府御薬園の白山御殿跡に40人詰めの病棟が建設され

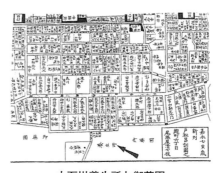

小石川養生所と御薬園
嘉永 7 年の江戸切絵図・東都駒込辺より
（矢印が養生所）

た。これが江戸の官立病院の草分けといわれる小石川養生所である。病院長は小川笙船、ほかに 6 人の町医者が交替で勤務した。この病院は庶民の間で人気があり、翌年には病棟を増築し、定員を百人にふやした。さらに享保 14 年には 150 人詰め、同じく 18 年には 117 人詰めと規模を拡大し、診療科目も本道（内科）のほかに外科、眼科があった。

　笙船は養生所医師のために診療心得を作成した。「養生所の病人に危険な治療はせず、念入りに療治せよ。長病人や不潔な病人に尻ごみしてはならぬ。患者をすぐ他の医師に療治を任せることもならぬ。危険な病人とあれば、役人や笙船に必ず相談するように。病人の処方は必ず診療録に記しておくこと」

　ほかにも貴重薬とされた朝鮮人参を使用するなど、笙船の民衆に対する愛情と見識に裏打ちされた見事な医道が説かれていた。まさしく山本周五郎の『赤ひげ診療譚』の世界である。

　養生所は順調に軌道にのったが、時代がくだるにつれて笙船の抱いた理想は崩れだした。役人も医者も患者を粗略にあつかい、牢名主のような病人頭もいて、重症の病人は軽症の患者に面倒をみさせるなど、次第に運営は荒廃した。慶応元年、医学館預かりとなり、明治維新の際、新政府に引き渡された。

琉球王の麻酔師

　紀州の華岡青洲の全身麻酔術をさかのぼること115年前の1689年、沖縄では全身麻酔下に形成外科手術がおこなわれた。施術者は琉球王国久米村の通事（通訳）高嶺徳明（1653〜1738）である。この事蹟を沖縄の歴史民俗学者東恩納寛惇氏が昭和33年の『医譚』に初めて報告した。徳明は38歳のとき中国福州の南台島で、黄会友医師より全身麻酔術と口唇裂の補唇術を伝授されたのである。このとき全身麻酔に用いられた薬物は華陀のそれというから、おそらくマンダラゲとトリカブトを主成分としたものであろう。

　関ヶ原の合戦の後、琉球国は、中国明朝（のち清朝）と薩摩藩の二重支配を受けながらも、貿易立国によってその繁栄は頂点に達した。琉球第2尚氏王朝の第11代国王尚貞は、政治的には有能であったが、女性にだらしないところがあった。首里城の御内原（後宮）には、王妃と王夫人、王妻らが侍っていた。なかでも尚貞王のお気に入りは、海人（漁民）出身の王妻だった。この妖艶で気の強い側室は第三王子を生んだのち、後宮で絶大な勢威をふるうにいたった。彼女は尚貞王をたきつけて王妃を首里城から追いだし、継妃におさまった。
　ところで王妃の生んだ世子尚純公の長子尚益王子には先天性の口唇裂があった。しかし薩摩藩がアジーを世孫とは認めぬと言い出したため、王宮にとって重大な後継問題が生じた。このとき、王子の口唇裂を治療して正統なる王位を守ろうと活躍したのが琉球通事の高嶺徳明である。

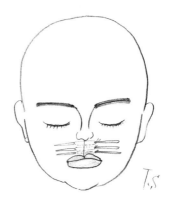

徳明は1688年、船通事として進貢使に随行し福州に渡った。一行のうち、水夫頭が口唇裂だったが、福州の南台島にこれを治す名医がいるとききつけ、治療をうけたところ完治した。これを知った進貢使の正使と副使は、徳明が福州語に堪能であり、才気も十分だったので、その名医から手術の伝授を受けるよう命じた。徳明は黄会友を訪ねたが、先祖伝来の秘法であるからと伝授

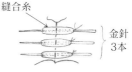

縫合糸

金針
3本

尚益王子の補唇の術
高嶺徳明が全身麻酔下に尚益王子におこなった

を断わられた。徳明は琉球国の国運にかかわることだからと口説き落とし、秘伝の手術法と全身麻酔法を会得した。帰国した徳明は、1689年11月20日、ついに尚益王子の補唇の術に成功する。彼がおこなった手術は、裂唇部の皮膚を切除し、3本の横針を刺す。ついで3ヶ所を糸で結わえ括り、膏薬を貼る方法である。尚益王子は成人して王座についたが、髭を蓄えていたので、国王が口唇裂だったとはだれも気づかなかった。

　琉球大学医学部では、徳明の偉業を刻んだ石碑を建て、職員の厚生事業団体に『徳明会』という名称をつけて快挙を讃えている。

医療の主役だった瀉血療法

　ヒポクラテスの時代から 2 千数百年にわたって、静脈に傷つけて血を採る瀉血療法が西欧医術の治療法として主役の座をしめた。ローマの医学者ガレノスは「病気は 4 つの体液（血液、粘液、黄胆汁、黒胆汁）のバランスが崩れることによって起こる」と唱え、以来、外部から侵入した毒素を放出するための瀉血が医学的根拠に基づく治療法と信じられた。18 世紀前半、ライデン大学教授ブールハーヴェは「血管の狭小、閉塞は血球と血管壁との摩擦をきたし、ここに炎症が惹起する。この血管狭小による摩擦が発熱の原因となり、一方で心臓の搏動を増加させ頻脈が生ずる。ゆえに摩擦と頻脈とは一体をなす」と説いた。この動的炎症論がガレノスの説と合体して臨床治療の根幹をなし、瀉血が広く実施された。

　モーツァルトも死の直前に瀉血を受けた。彼は小柄で身長は 155 cm ほど、体重も 50 kg 位だった。1791 年 11 月にウィーンで原因不明の発熱と発疹を患い、2 週間で 6〜8 回の瀉血がおこなわれ、2 L 近い血液を失って 35 歳で没した。

　初代米大統領ジョージ・ワシントンも頻回の瀉血をうけた 1 人である。1799 年、故郷のマウント・バーノンに隠棲した彼は、同年 12 月 12 日の朝、農園を見回って雨と雪で全身ずぶぬれになった。翌 13 日、喉が痛み、夕刻には声が出にくい。14 日午前 2 時、寒気に襲われ呼吸が苦しくなる。午前 6 時、発熱、咽頭痛、嚥下困難をきたし、主治医のクレイク医師（69 歳）と瀉血師が駆けつけると喉頭浮腫で声を失っていた。午前 7 時半、414 mL の瀉血が実施された。その後、蜂

蜜を飲んで呼吸が苦しくなり、喉の洗浄と湿布がおこなわれた。午前9時半に532 mL、午前11時に532 mLの瀉血がおこなわれた。このあと咳払いができず窒息しそうになる。午後3時、若手のディック医師が来診、急性喉頭浮腫に気管切開術が有効ではないかと考えたが、米国では未実施の新治療なので踏み切れず、瀉血946 mLをおこなった。

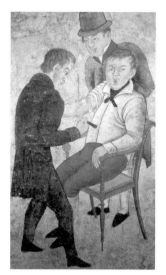

川原慶賀画『瀉血手術図』
長崎歴史文化博物館蔵

　午後4時、メリーランド医師会の実力者ブラウン医師（52歳）が来診、発汗作用のある吐酒石を処方し、喉の腫れに湿布を貼った。午後5時、喉頭浮腫はさらにすすみ、呼吸困難が著しくなる。午後8時、病人は息苦しさのあまりもがきだしたが、医師たちは手をこまねくばかり。午後10時20分、ワシントンは逝去した。享年68。

　医師たちが短時間に2,424 mLもの瀉血をおこなったのは、気道周囲の血液を急速に減少させて局所の血管収縮をはかり、炎症と腫脹の消退を期待したのであろうが、大量失血によりかえって死期を早めた。しかし抗生物質も抗炎症剤もステロイドもなく、呼吸管理法や電解質バランスなどの技法を欠いた時代、医師たちは瀉血以外になす術もなく、ただ病人の苦しみを見守るしかなかった。往時の医療を笑う現代人は、未来の医療人によって同じ目に遭うだろう。

杉田玄白 長命の秘訣

　江戸の蘭方医で若狭国・小浜藩医の杉田玄白（1733〜1817）は『解体新書』を刊行して蘭学興隆の基礎を固め、近代日本科学の先駆者といわれる。しかし玄白は小柄でやせていて体力に自信がなかった。日頃も「やつがれは生来の虚弱体質で短命に終わるかもしれない」と危惧の念を抱いていた。前野良沢、中川淳庵、桂川甫周らとともに『ターヘル・アナトミア』（『解体新書』の原書）を翻訳する最中にも持病のさしこみ（胃痙攣）がおこって苦しんだ。

　発作のたびに、「この大業の完成を見る前に、やつがれはこの世におらぬかもしれぬ。早く仕上げねば、やつがれは草葉の蔭から訳出の完成をみることになろう」と翻訳仲間をせき立てた。

　若い蘭方医で奥医師の桂川甫周などは、玄白のことを「草葉の蔭どの」と呼んで皆を笑わせた。

　功成り名を遂げた玄白は江戸の流行医になって多忙をきわめた。短命どころか還暦をすぎてもなお医業に励み、連日のように病家へ診察にでかけた。交友関係も豊かで、友人や知人の宴会や芝居見物にも足しげく通った。

　古希を迎える前年の正月、自分が長生きできたのは己れに課した「養生七不可」のおかげであると家人に披露した。

　1つ、昨日の非は恨悔すべからず
　1つ、明日の是は慮念すべからず
　1つ、飲と食とは度を過ごすべからず

1つ、正物に非れば苟くも食すべからず

1つ、事なき時は薬を服すべからず

1つ、壮実を頼んで房を過ごすべからず

1つ、動作を勧めて安を好むべからず

　これら7つの項目を厳密に守ってきたからこそ虚弱なやつがれでも長命を保つことができたのだと胸を張った。だがそれから2ヶ月後の3月12日夜半、突然、薩摩風（インフルエンザ）に襲われた。高熱を発し、嘔気・嘔吐と吃逆がとまらない。21日には人事不省に陥り、家人は最悪の事態を覚悟した。それでもよく持ちこたえ、23日に病勢は峠を越えて危うく助かった。4月5日には床上げをしたが、これ以後はめっきり体力が衰えた。

　75歳のとき小浜藩から隠居をみとめられる。その4年後に重病（病名不詳）を患ったが奇跡的に回復した。83歳頃から老化による全身衰弱が目立ちはじめた。しかし当人はくよくよせず、家人や門人と語らい、庭を散歩して毎日元気にすごした。

　文化14年（1817）春、玄白はとくに誘因なく体調を崩して病臥し、同年4月17日、家人や知友に見守られながら安らかに生涯を閉じた。享年85。死因はおそらく老衰死であろう。

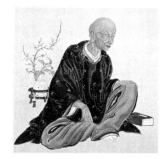

80歳の杉田玄白
石川大浪画（早稲田大学図書館蔵）

慢性消化器症状に悩まされた大岡越前守

　《大岡裁き》であまねく知られる大岡越前守忠相は、41歳の若さで江戸町奉行に抜擢された。紀州侯吉宗は伊勢山田奉行（伊勢神宮の警護と普請）を勤めていた忠相の勤務ぶりに注目していて第8代徳川将軍に就任すると早速彼を重職に登用したのである。

　町奉行とはテレビや映画のような生やさしいものではない。江戸の司法、行政、警察のすべてに目を光らせ、なおかつ幕府のもっとも重要な役所である評定所のメンバーとして政務や訴訟に与る。いわば東京都知事に警視総監と東京高裁長官を兼ねたような激職である。忠相は吉宗から新設の小石川養生所の取締りも命じられたから都立病院理事長でもあった。

　吉宗は忠相が町奉行に就任する際、「身を大切にして長寿を保てよ。いくら逸材であろうとも早世しては才能を伸ばすことができず、不動明王も汝の功労に報いることができぬ」と忠告した。

　その言い付けを忠実に守った忠相は、町奉行として吉宗の「享保の改革」を20年間にわたって支えた。60歳で寺社奉行に栄転、古希を過ぎた72歳で知行高1万石となり、翌年三河国の西大平に領地を得て念願の大名に昇格した。町奉行から大名に昇進したのは江戸時代を通じて忠相ただ1人である。

　だが激職のため忠相はいつも過労気味だった。彼は61歳から75歳まで日記をつけていて、そこに日頃の病状が記載されている。それによると60代からときどき腹痛をおぼえ、鼻血をだすこともあった。症状はしだいに慢性化して胸のつかえや動悸も訴えるようになる。宝

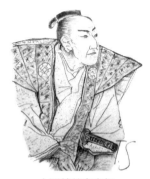

大岡越前守忠相
（1677～1751）

　暦元年（1751）、75歳を迎えた正月は腹痛のほかに咳嗽がひどく、2月から咽喉痛を訴えて声が嗄れた。頭痛に悩まされ便秘に苦しむ日もあり、在宅療養のため欠勤がつづいた。

　5月になると体調はいよいよ悪化して公儀に届けを出した。そこには「段々年寄り気力も衰え、その上この度の病気に付き、声立ち申さず、咽喉もいまだ痛み申し候、そのうえ眩暈（めまい、立ちくらみ）も致し候、ほかの役にて御座候えば、かくの如くにても勤め申すべく候えども、寺社奉行にてはご存じの通り、毎日声を張り候て言い申すこと故、中々勤め兼ね候」と記されていた。

　そこで寺社奉行の役目のうち、馬に乗って火事場に出ることや、月番勤務の免除が認められた。その後も喉や腹が痛み、腸出血さえ認められたが、宝暦元年6月20日、大御所吉宗が逝去の報に接すると病をおして出勤し、吉宗の葬儀準備のために奔走した。だが疲労いちじるしく同年11月、病気を理由に寺社奉行を辞職した。それから1ヶ月後の12月19日、75歳で他界した。このように忠相は主として重度の慢性消化器障害により病没したと思われる。なお宇野脩平著『大岡越前守』では、忠相は腸結核を患い、これが全身におよんで喉まで達したのではないかと推測している。

井伊大老の貫通銃創

　万延元年（1860）3月3日の午前8時すぎ、前夜降った大雪の路上
で幕府大老の井伊直弼が暗殺される大事件が生じた。いわゆる《桜田
門外の変》である。このとき井伊大老を襲ったのは18人の水戸浪士
だった。井伊家の供侍のうち、勇敢に戦ったのはわずか数人。のこる
60余人は、恐怖のあまりクモの子を散らすように逃げ去った。このた
め、直弼はあっけなく首を取られる羽目に遇うのだが、彼は刀術の達
人であり、易々と斬り殺されるようなヤワな武士ではない。襲撃をう
ければ素早く駕籠からとびだし、得意の居合術で浪士の数人は斬り伏
せる業の持主だった。なのになんら抵抗もせず、浪士の為すがままに
されたのは、いったい、そこになにがおこったのだろうか。

　浪士たちは一斉に斬り込む合図として短銃を一発放つことにして
いた。狙撃したのは黒沢忠三郎という浪士で、弾は直弼の下半身を直
撃した。

　のちに彦根藩医の岡島玄達が主君の死体検案をおこなったとき、左
の太股から腰に抜ける貫通銃創を報告している。したがって襲撃犯が
短銃を発射し、弾が命中したことはまちがいない。直弼は駕籠の中で
あぐらをかいていて左側から狙われており、弾は左大腿部を抜けて腰
部を斜めに貫通したものと思われる。

　そこでもっとも考えられるのは、弾が直弼の腰を貫いて脊髄神経を
損傷し、このため本人は身うごきできなくなったことである。これで
はいくら刀術の達人といえども、いかんともしがたい。

　この事件の前、米海軍のペリーが黒船で来航したとき、土産品とし

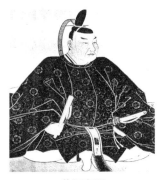

井伊直弼
（1815〜1860）
彦根城博物館蔵

て百挺ほどの短銃が幕府に贈られた。これを手に入れた水戸藩では、短銃に倣っていくつか試作品をつくり、そのうちの1挺が直弼の暗殺用に用いられたのだった。

　水戸藩主の徳川斉昭は、政敵の彦根藩主・井伊大老によって謹慎処分を受けたにもかかわらず、過激派藩士の脱藩を知ると、「わが藩の浪士どもが貴殿を狙っている。十分用心されたし」と手紙を送り、水戸製短銃を2挺をこれに添えた。だが直弼は「大老ともあろう者が、このような飛び道具で脅されるわけがない」とせせら笑い、斉昭の警告を無視したのである。

　短銃の威力を軽くみたことや、最高権力者を襲うようなばかげたことをする者がいるはずもなかろう、と油断したことが直弼の命取りになったのである。

　当日、江戸城の沿道には多くの大名の家臣たちが並んでいたが、惨劇を目撃しても、だれひとり直弼に加勢しようとする者はいなかった。日頃、いかに彼が憎まれていたかわかろうというものだ。

　なお、松下村塾の吉田松蔭は、萩にいながら井伊大老暗殺計画をはじめ、第一級の最新情報を手にしていたという。しかも暗殺計画は練りに練ったものであったから、井伊大老は、いわば情報戦に敗れたといえようか。

細菌性赤痢に斃れた明治維新の原動力・島津斉彬

　薩摩藩の島津家は日本中で唯一、他藩に支配されることなく幕末までつづいた家系である。関ヶ原の合戦では西軍に与力したにもかかわらず江戸期には将軍家と親密な関係をもった。

　まず5代将軍綱吉の養女竹姫が島津家22代の継豊に嫁いだ。ついで一橋家の保姫が島津家25代重豪へ、重豪の息女茂姫が11代将軍家斉に嫁いだ。そして一橋家徳川斉敦次女の恒姫が島津家28代斉彬へ、さらに島津家支流の篤姫が13代将軍家定に嫁いだ。

　このように島津家と徳川家との縁戚関係はきわめて良好だったが、幕末になると一転して倒幕の中心勢力となる。その先駆けとなったのが西郷隆盛や大久保利通の主君斉彬である。

　斉彬は世子時代から英明をうたわれ、嘉永4年（1851）、藩主の座を継いでからは近代的な殖産事業をおこし、高野長英、戸塚静海ら当時一流の蘭方医と交わって洋書の翻訳や講義をおこなわせた。政治的見識も高く、老中阿部正弘、水戸斉昭、松平慶永らと親交を結んで傑出した名君とうたわれた。色黒ながら背が高く、堂々たる体格であり、きわめて健康で病知らずであった。家庭的には7男5女をもうけたが、このうち男子6人、女子2人が夭逝している。

　安政5年（1858）6月、井伊大老が強引に安政の仮条約に調印したため国内は大混乱におちいった。同年7月、斉彬は上洛して事態を収拾しようと鹿児島天保山の調練場で兵士の訓練をはじめた。7月6日、斉彬は炎暑で気分がすぐれず、8日はことに暑かったが体調をおして

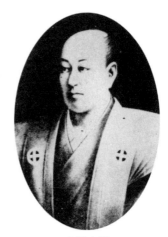

島津斉彬
（1809〜1858）

天保山へゆき、夕方帰城した。翌9日は腹痛と風邪で調練に出席せず、その夜から悪寒と下痢がはじまった。10日は高熱をきたし、11日から日に3、40回の下痢がつづいたため、薩摩藩医の坪井芳洲はコレラと診断した。コレラは腹痛がほとんどなく米のとぎ汁様の白い便が特徴だが、赤痢は高熱と粘血性の水様便、テネスムス（排便後すぐ便意を催すしぶり便）をともなう腹痛が主症状である。のちに海軍軍医の高木兼寛は当時、鹿児島ではコレラの流行はみられなかったことから斉彬の病名は細菌性赤痢だったと判断している。

容態は日増しに悪化して重篤となり、死を覚悟した斉彬は15日夜、家老らに遺言をしようとしたが、とても朝までもちこたえられまいと思い、夜中の3時ごろ小納戸頭取の山田壮右衛門を呼び寄せて死後の処置を指図した。翌16日に駆けつけた異母弟の島津久光にも遺言をして朝6時まえに息絶えた。享年50。

現代ならば伝染病棟に隔離して、ニューキノロン系の抗菌薬を投与して赤痢菌を叩き、電解質バランスを保って脱水症状の改善をはかり救命することが可能だったであろう。歴史家たちは「天が斉彬に10年の余命を与えたなら、安政の大獄はおこらず、維新史はよほど違ったものになっただろう」と口をそろえる。

第VI章

今一度日本を洗濯致し候

江戸時代の医師国家試験

江戸時代後期、日本の医学界を支配していたのは漢方医・多紀一族だった。その多紀家が本拠の江戸医学館でおこなった医師国家試験に挑戦した蘭方医がいる。のちに初代軍医総監となった松本良順である。

彼は江戸の医学界で大活躍をした快男児で、歴史上のさまざまな場所へ足跡をのこしている。新選組の健康診断を実施したのも彼なら、戊辰戦争のさなか、鉄砲の弾を足にうけて倒れた越後長岡藩の家老・河井継之助の診察をしたのも彼である。

さて、良順は17歳のとき、幕府医官の松本家へ養子にゆくことになった。良順の父 佐藤泰然は順天堂大学医学部のもとになった佐倉順天堂をひらいた蘭方医である。この縁組に漢方の総本家・多紀一族が水をさした。当時の医学館長・多紀楽真院元堅は、「わが医学館でおこなう漢方医の試験に合格すれば、松本家への養子縁組をみとめよう」という難題をふっかけて、良順の婿入りを阻止しようとした。準備期間は2ヶ月、範囲は漢方の全領域という膨大なものである。これまで蘭方のみを学んできた青年にとって、これは大変な負担であった。だが生来、負けずぎらいの良順はこれに必死になって取り組んだ。わずか2ヶ月で漢方の主要な古典を丸暗記した。

試験の当日、日本医師の全権をにぎる多紀元堅ら5人の法印・法眼が正装をして医学館の大広間にずらりと並んだ。試問されるのは良順

ただ独り。幕府からも監察官が3人列席し、書記も5人くわわった。医学館の教官や生徒たちも数十人が板縁に座って傍聴した。さながら白洲に引きすえられての尋問を思わせる物々しさだった。

　良順は、事がやぶれたら、蘭方の解剖や生理の説を展開して漢方を撃破してやろうとひらきなおった。

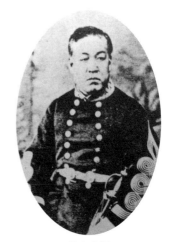

松本良順
（1832〜1907）
明治期に改名し松本順と名乗った

　ところが五人の試験官の発した質問は、すべて漢方の古典による難問ばかりだったので、かえってすらすら答えることができた。むしろ平易な問題だったら答えに窮していたかもしれない、と良順はその自叙伝の中で述懐している。試験をおえた良順は、医学館の門をでたとたん、脳充血のあまり鼻血を吹きだしたというから、よほど脳みそに詰めこんだにちがいない。この結果、良順は試験にパスした。いかに多紀家の権力が強大であろうとも、幕府の監察も陪席していたからには、成績抜群の良順を落すわけにはゆかなかったのであろう。良順はぶじ松本家に養子入りをはたし、幕医の一員となった。

わが国にドイツ医学を導入した医師

　筆者が医学を学びはじめた昭和30年代まではドイツ医学全盛時代であった。

　医者や看護婦のあいだでは、「カルテ」「クランケ」「オペ」「ムンテラ」などのドイツ語がとびかい、医学生たちも「あのプレ（ナース）はシェーネ・メッチェン（美人）」だの、「そろそろエッセン（食事）に行こうか」などといった具合に話していたものである。

　そのドイツ医学をわが国に導入したのは佐賀の相良知安という藩医なのだが、残念ながら知安（日頃はちあんと呼ばれた）の名はほとんど知られていない。

　明治の文明開化期、維新政府はあらゆる分野にわたって先進各国の技術や諸制度を採り入れるのに腐心した。医療の分野でも、どの国の医学を導入すべきかで、はげしい論争がわきおこった。ことに薩摩藩は新興のイギリス医学を支持し、長州藩は伝統的なオランダ医学を固持した。新政府の高官たちは主として政治的配慮からイギリス医学に決めようとしていたのだが、このとき、純粋に学問的立場から「ドイツ医学を採用せよ」、と立ち上がったのが相良知安である。

　彼はドイツ医学が世界の最先端をゆくことを高官たちに説いて回り、ついにこれを採用させることに成功した。だが、彼のアクのつよい性格と、議論で容赦なく相手を追いつめるやり方がわざわいして、多くの敵をつくることになる。明治3年11月には部下の不正経理事件に対する責任を負わされて牢屋につながれる羽目におちいった。1

年2ヶ月の拘留ののち、釈放された
ものの、その後は医療界に復帰する
ことなく、東京芝の裏長屋で貧窮の
うちにこの世を去った。

　第2次世界大戦がおわったのち、
日本の医療界はアメリカ医学の怒
涛のような流入によって塗り替え

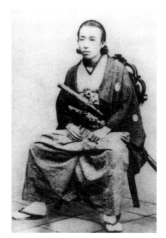

若き日の相良知安
（1836〜1906）

られてしまったが、医科大学の医局講座制度をはじめ、ドイツ語の
オーベン（先輩）、ウンテン（後輩）、ジッツ（大学の関連病院）、バ
イト（常勤以外の仕事、ネーベンとも）など、ドイツ医学はいまだに
広く深く医療界に影響をおよぼしている。はたしてドイツ流儀がよ
かったかどうかは歴史の審判にまつほかないが、少なくとも明治・大
正・昭和と3代にわたって大きな影響を与えつづけたドイツ医学をわ
が国に植え付ける役目を果たした知安の功績をないがしろにするわ
けにはゆかぬだろう。

　知安の遺骨は、相良家代々の墓のある佐賀市唐人二丁目の城雲院に
納められ、戒名を≪鉄心院覚道知安居士≫とつけられた。知安から数
えて5代目にあたる直系のご子孫相良隆弘氏も佐賀市に在住されてご
健在である。

上野の森の取り違え事件

　幕末の長崎養生所（精得館）で西洋医学を伝えたのはオランダ軍医ポンペ（1829〜1908）だが、後任として来日した軍医ボードイン（1820〜1885）も同所で医学教育に尽くした。

　文久2年（1862）に来朝したボードインは在任中、勝海舟らの勧めで江戸に幕府の海軍医学校を設立する計画に参画する。そのため一旦オランダに帰国して医学書や医療器具を買い付けて日本に戻ったが、運悪く戊辰戦争がおこり、計画は実現することなく終わった。

　その後、ボードインは大坂府から大坂医学校教師として就任するよう依頼をうける。『大阪大学医学伝習百年史年表』によると、明治2年（1869）2月、大坂上本町4丁目の大福寺にて緒方惟準を院長とする仮病院が発足したが、これが阪大医学部の濫觴となる。ボードインは同月末より寄宿先の法性寺（大阪市中央区）から仮病院に通って医学伝習をおこなった。翌年、ボードインはオランダへ帰国したが、帰国する前、新政府が上野の森に医科大学（現在の東大医学部）を建設しようとしているのを知ると強く反対した。「この素晴らしい景勝地は大学よりも市民の公園にすべきである」。

　この勧めを東京市が受け入れ、現在の上野公園が設立された。

　昭和48年（1973）、東京都は公園創立の大恩人であるボードインの功績を讃えるために彼の胸像を制作することにした。だが、出来上ったボードイン像は本人ではなく、弟の胸像だった。この像を制作するにあたって、ボードインの子孫が日本に写真を送ってきたのだが、な

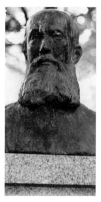
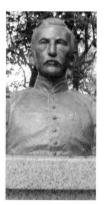

旧胸像（弟）　　　新胸像（本人）

ぜか制作者はボードイン兄弟のうち、立派なヒゲを生やし威厳あふれた風貌の弟の写真をもとに像を作ってしまったのである。そうとは知らず、公園関係者は昭和48年秋、公園開設百周年を記念して、公園大噴水わきの木立の麓に弟の胸像を設置した。しかも百周年記念式典の際は、都知事、オランダ駐日大使ら、大勢の来賓が見守る中、恭々しく胸像の除幕式がおこなわれたというから、ボードイン本人は墓の中で苦い顔をしていたにちがいない。

　この間違いを見つけたのは岡山の医史学者で小児神経科医の石田純郎博士である。石田博士はオランダまで調査に住き、像がボードインの実弟であることを確かめて来られた｛石田純郎著『江戸のオランダ医』（三省堂新書）｝。

　けれども胸像は長らく弟のままになっていたが、かつてボードインが寄宿した法性寺の僧侶山本信行氏の奔走によって正しい顔の像に建て替えられた。本人が亡くなって121年目だった。長く待たされた本物のボードイン像は、心做しか不機嫌そうに見えた。

70歳を過ぎて地域医療に身を投じた
戊辰戦争の軍医

　幕末・明治期の蘭方医 関寛斎は、文政13年（1830）2月18日、千葉県東金市 東中の農家に生まれた。儒者の関俊輔の養嗣子となり、佐倉順天堂で学んだ後、長崎でオランダ軍医ポンペに師事した。東北戦争がおこると西郷隆盛から奥羽出張病院の頭取を命じられ、慶応4年（1868）6月、陸奥国と常陸国の国境にある平潟港から奥州入りした。

　寛斎は港の正面高台にある地福院を臨時軍陣病院にして指揮をとった。病院には戦場から多くの負傷兵が運び込まれ、絶えず150人を超える患者が入院した。あふれた患者は付近の民家に頼んで収容した。その頃チフス患者も発生したので病人をすべて地福院の山上にある念仏堂に隔離した。給食や看護、雑役も付近の住民男女を徴集してまかなった。重傷者は輸送船「三國丸」と「飛隼丸」の二隻に移して横浜へ送った。寛斎ら医員たちは不眠不休で治療にあたった。やがて新政府軍の戦線は北方に移り、病院は前線から約30キロ後方に位置したため、院内には守備兵が一人もいなくなった。

　同年6月28日の午前9時ごろ、平潟沖に軍艦が一隻停泊して病院のある平潟港にむけて艦砲射撃をはじめた。港町は大混乱におちいった。軍艦は仙台藩の「長崎丸」で、江戸を脱走した幕臣の古川節蔵の指揮の許に攻撃してきたものと判明した。寛斎は騒ぐ傷病兵を鎮め、町民を総動員して病人を砲弾の届かぬ山中へ移動させた。念仏堂に収容したチフス患者も担架で運び出し、犠牲者を一人も出さなかった。

　運ばれてくる負傷兵が夥しいので、寛斎は7月下旬、平の性源寺に

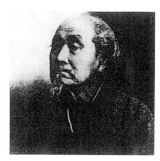

関 寛斎
(1830〜1912)

新たな病院を設立し、民家にも分院を設置してあふれる病人を収容した。

　戦線が北へ拡大するにつれて、医薬品と食料は底をついた。寛斎は医員や病院の職員には一汁一菜をきびしく守らせたが、患者には毎日、必ず鶏卵を配り、近くの村から牛を買いあげてこれを入院患者の食料にした。病人食といえばお粥に梅干と鰹節が相場だった当時、異例の配慮だった。寛斎は長崎の師ポンペから学んだ「人命尊重」「伝染病の隔離」「患者の栄養管理」を実行したのである。寛斎の采配ぶりをきいた江戸参謀本部の大村益次郎は性源寺の病院を「大病院」と敬って呼んだほどだった。

　戊辰戦争後、73歳の高齢で北海道へ渡り、斗満川流域の足寄郡陸別町で開拓事業に従事しながら施療活動をおこなった。世俗的栄達を望まず、簡素な生活と高い理想を抱いた寛斎は地元の開拓民から熱烈な支持を受け、生前から関大明神と崇められた。大正元年（1912）10月15日、83歳で没すると住民たちの手によって終焉の地・陸別町に関神社と開拓の鋤を振う寛斎の銅像が建立された。

　なお、関寛斎の生涯については、司馬遼太郎の長編小説『胡蝶の夢』にくわしい。

わが国初の下肢切断手術をおこなった水戸藩医

　わが国最初の下肢切断手術をおこなった本間玄調は文化元年（1804）、常陸国小川村（茨城県小美玉市）に生まれた。名を資章といい、代々医家の本間家に養子入りして7代目を継ぎ、棗軒と名乗った。玄調は通称である。17歳のとき水戸藩医の原南陽の門下生となり、ついで江戸の杉田立卿に蘭学を、漢学者の大田錦城に経書を学んだ。その後、長崎に往き、来朝したシーボルトの最初の門人としてオランダ医術や種痘の術を取得した。

　長崎からの帰路、京都洛北の儒医高階枳園に会って交流を深め、その勧めにより文政10年（1827）から紀州の華岡青洲の許で3年間、漢蘭折衷の外科医術を修業した。玄調は青洲のことを「天下第一の英物と申し候は、華岡一人かと存じ奉り候」と口をきわめて誉めたたえ、生涯の師と仰いだ。

　江戸へ帰ると日本橋で医院を開業して多くの患者を集め、水戸藩医にも抜擢された。天保14年（1843）には水戸藩校弘道館内の医学館教授に就任する。弘化4年（1847）に外科と皮膚科疾患を述べた『瘍科秘録』（全10巻）を著し、ここに野兎病を世界で初めて記載した。

　安政4年（1857）、玄調は重症の脱疽患者2人にわが国初の下肢切断術を敢行した。2人の患者はバージャー病（閉塞性血栓血管炎）や閉塞性動脈硬化症などで下肢壊疽をおこしたのであろうか。華岡流の全身麻酔のもとに、1人は脛骨中央で下腿切断術を、もう1人は大腿骨下端で膝関節離断術がおこなわれた。患者の術後経過は良好で2人とも2ヶ月余りで全治した。安政6年（1859）刊行の門人の筆録によ

る『続 瘍科秘録』（全
5巻）には、玄調がお
こなった全身麻酔によ
る脱疽患者の大腿切断
術の模様が彩色図入り
で記載されている。

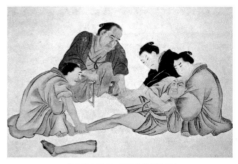

本間玄調の下肢切断術
呉 秀三『華岡青洲先生及其外科』より

　さらに玄調は嘉永5年（1852）に側截開術による膀胱結石摘出手術
を実施し、あるいは独自の膣鏡を考案するなど外科臨床に創意工夫を
こらした。

　漢方内科にも秀で、自著の『内科秘録』には腎臓結石や血淋（淋病
による血尿）に対して漢方薬の猪苓湯と四物湯を合方剤にして投与す
れば威力を発揮するとの治験を述べている。

　玄調は養父に宛てた手紙に、「シーボルトも異国の人と申すのみに
て初学の様に存じ候」と記し、本間家の後援者にも「（シーボルトは）
華岡の上に出候人物とは存じ申さず候」と報告した。

　日本医師会編『医界風土記 茨城県』によると、多くの蘭方医の賛
仰を浴びたシーボルトをこのように辛辣に評したのは玄調唯一人で
はないかとしている。玄調には西洋医学に負けるものかとの意気込み
があり、なおかつシーボルトは異国の医療を伝えるのみで独創力に欠
けるのでは、といいたかったのかもしれない。

　玄調は明治5年（1872）2月8日、病のため68歳で亡くなった。
故郷の水戸市三の丸には玄調の銅像が建立されている。

大村益次郎の右大腿切断

　上野の彰義隊討伐で活躍した大村益次郎は周防（山口県）の村医者
の子に生まれた。大坂に出て緒方洪庵の適塾で医学と蘭学を学び、長
崎でシーボルトの弟子となった。のちに故郷で開業したのだが、頭
でっかちの額の下に太い眉毛とギョロ目が光る異相のうえ、粗服をま
とい愛想をいわず、ときどきニカッと笑うので、村人たちは「あんな
変人医者に診てもらっては安心ならない」と医業はふるわなかった。

　その後、宇和島藩に雇われて兵書の翻訳をしていたが、戊辰戦争で
軍略家の才能を認められ、明治新政府の軍政官として確固たる地位を
築いた。大村は「欧米列強に対抗するには《国民皆兵制》を柱とする
軍隊をつくらねばならぬ」と考え、抜本的な兵制改革をすすめたから
旧守派士族の憎悪を浴びた。

　明治2年（1869）夏、大村は関西に兵学校を開設する準備のため三
条木屋町の長州藩京都控え屋敷に滞在した。同年9月4日の夕刻、鴨
川河原の旅館の二階で湯豆腐の鍋を囲みながら英学教授の安達と大
隊司令の静間を相手に酒を飲んでいた。そこへ長州藩の元藩士と称す
る2人連れが訪ねてきた。男たちは取次ぎに出た若党にいきなり太刀
を浴びせ、二階に駆け上がって大村に斬りかかった。行灯が消え、
真っ暗な中を安達と静間は二階から鴨川河原へとびおりた。だがそこ
に6人の刺客が待ちうけ、安達と静間は滅多斬りにされた。大村を
殺ったと早合点した刺客たちは「仕留めた、仕留めた」と興奮しなが
らその場を去った。

　大村は暗闇を這って階下の風呂場に逃れ、風呂桶の栓をぬいて蓋を

かぶり救助をまった。急報をうけた
警備の者が駆けつけ怪我人は藩邸
に運ばれた。大村の刀傷は額、左頬
部、上肢二ヶ所と右膝の長さ４寸、
深さ１寸５分に達する深手だった。

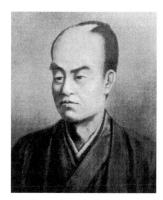

大村益次郎
（1824〜1869）
国立国会図書館
「近代日本人の肖像」より

　受傷16日後に緒方惟準（大坂医
学校仮病院の院長）と同仮病院のオ
ランダ軍医ボードインが大村を診
察した。膝の傷を一目みたボードインは「緊急に右足の切断をすべき
だ。設備の整った仮病院へ移そう」と申し入れた。だが前例一点ばり
の役人たちは「政府高官の手術には勅許が必要です」と許可しなかっ
た。

　受傷後２ヶ月近く経って、ようやく患者の大腿切断術の勅許が下
り、手術は10月27日に大坂医学校仮病院が置かれた大坂上本町の大
福寺でおこなわれた。執刀者はボードイン、助手は緒方惟準がつとめ
た。

　だが手術の時期があまりにも遅すぎた。数日後、創部に化膿が生
じ、まもなく患者は敗血症をおこして高熱を発し、意識不明となっ
た。危篤状態におちいった大村は11月5日午後7時、帰らぬ人となっ
た。享年45。ボードインと緒方が末期の水をとり、切断肢は恩師緒方
洪庵の墓の脇に埋められた。なお刺客たちは年の暮れまでに全員逮捕
され処刑された。

切断肢再接着の伝説

　欧州には古来、コスマスとダミアン（Cosmas and Damian）と呼ばれる双子の聖者が史上初めて施術したとされる下肢移植の伝説がある。そこで『西洋絵画の主題物語 I 聖書編』（美術出版社）、O. L. Bettmann "A Pictorial History of Medicine"（C. C. THOMAS）などを参照しつつ、この伝説のあらましを述べてみよう。

　医業の保護聖人といわれたコスマスとダミアン（ダミアヌスとも）兄弟は、3世紀頃、地中海とエーゲ海、黒海に囲まれた小アジア（トルコ共和国のアジア領を構成する半島）に生まれた。兄弟はともにギリシアで医学を学んだ後、キリスト教伝道の医師として常にペアで診療をおこない、各地の病人を献身的に救った。

　恩恵をうけた人々がこぞってキリスト教に改宗したため、キリスト教徒を大弾圧したローマ皇帝ディオクレチアヌス（在位284〜305）の怒りに触れ、臣下のリュシアス総督に命じて棄教させようとしたが、兄弟は応じようとしない。火あぶりの刑や投石刑に晒されても、頑として棄教を拒否。最期は兄弟ともに斬首刑にされて殉教したという。

　兄弟がおこなった治療のうち、もっとも有名な伝説は左下肢の重篤な潰瘍に悩んでいた寺男の症例だった。

　ある晩、双子の聖人が寺男の夢枕に立ち、「この足は取り替える必要がある」と告げ、寺男が眠っている間に前日埋葬したムーア人の死体から片足をとって付け替える手術がおこなわれた。翌朝、寺男が目覚めると患肢は健常な黒い下肢に替わっていたので不思議に思い、

ムーア人の墓を掘り起こしてみると遺体に左足は無く、寺男の患肢が置かれていた。

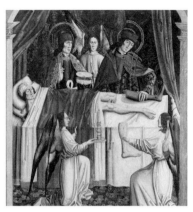

Cosmas と Damian
(作者不詳)
World Digital Library より

さながら全身麻酔を思わせるごとく、眠っている間に病魔に侵された下肢を他人の下肢に付け替える発想はきわめて画期的であり、欧州ではすでに紀元後数世紀から切断肢再接着のアイデアが医療界の夢だったと思われる。ちなみに世界最古の大学であるイタリア北部のボローニア大学では、コスマスとダミアンを同大学の医学校の守護聖人として敬い崇めている。

この奇跡の伝説は多くの画家の興味を惹いたとみえ、再接着手術のシーンがさまざまな宗教絵画に描かれた。いずれの絵画でも兄弟ともに同じような中世の格式ばった医学者を思わせる美装で登場するのが特徴である。

コスマスとダミアンはフィレンツェのメディチ家をはじめ各地の守護聖人でもあり、欧州の医学会などでこの伝説を話題にすれば会話が盛り上がるかもしれない。

新選組の実態

　新選組局長の近藤勇といえば泣く子も黙る剣豪として世に知られた。彼は武蔵国多摩郡（東京都調布市）の農業宮川久次の三男坊に生まれた。天然理心流近藤周助の道場で刀術を学び、16歳のとき近藤家の養子となる。養子入り後、義母のいじめに遭い精神的にいじけたという話もある。律義な性格で、几帳面な書体の礼手紙がいくつも遺されている。養子縁組して嶋崎勝太と改名、さらに嶋崎 勇 義武と名乗ったのち、近 藤 勇 藤 原 昌 宣と名を変えた。のちに甲府で官軍に捕えられたときも大久保大和と変名。改名が趣味だったのかもしれない。

　肖像写真でみると近藤は骨太の筋肉質で太い首をやや傾け、がっしりとした農夫を思わせる体格である。痘瘡跡のある顔がいかついうえ、への字に結んだ口がやたらと大きく、にぎりこぶしが口の中に自由に出入りできるのが自慢だった。声も大きく、人を斬るときは辺りに響く甲高い声を発し、周囲の者をおどろかせた。髪を大たぶさに結い、広く張った顎ととびでた頬桁、狭い額の下の両眼窩陥没、それにhypotelorism（両眼間隔減少）のため、目の寄ったきつい顔つきになっている。

　元治元年（1864）6 月、新選組は池田屋事件で名をあげた。同年 7月、長州藩兵の御所襲撃による禁門の変（蛤 御 門の変）でも活躍がきわだち、世に近藤勇の名が喧伝された。

　同年秋、近藤は突然、江戸神田和泉橋通りの幕府医学所を訪れ、幕

府の奥外科医師で医学所頭取を務めていた松本良順に面会を求めた。新選組の親分ときいて門人たちは震えあがったが、良順は怖れることなく応接室に招じ入れた。

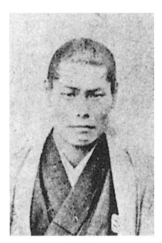

近藤 勇
（1834〜1868）
国立国会図書館
「近代日本人の肖像」より

　良順の自叙伝『蘭疇』（東洋文庫）によると、近藤は「現今の外国事情について教えを乞いたい」と頼んだ。良順は手許の世界地図を広げて西洋各国が競って軍備を整え、インドや中国などを侵略しているありさまを伝え、世界情勢には充分注意を払うべきであると説いた。近藤は「拙者が永年抱いた疑問が氷解した」と悦んで帰った。近藤勇と松本良順がかかわりをもった最初の出会いである。

　2度目はそれから3日後、こんどは近藤が患者として医学所を受診した。近藤は以前より季肋部に不快感を覚えていて、ときどきげっぷがでた。その日は胃の具合が悪いので診てもらいたいと頼んだ。良順は消化不良による胃炎と診断を下し、健胃剤と制酸剤、それに下剤を投与して帰した。

　幕末当時、新選組の内部抗争は甚だしく、対外的な戦闘で亡くなるよりも内訌（内輪もめ）で死ぬ隊士のほうが多かった。男色もまた盛

んで、近藤の手紙には「局中、しきりに男色流行つかまつり候」というのがあり、隊士に美少年がいて手を焼いたらしい。近藤にはこのような気苦労が絶えずあり、胃を損ねたのではないかと察せられる。つまり近藤はストレスによる神経性胃炎を患ったというのが筆者の勝手な疑診である。

　その後、良順は上京した際、新選組の屯所を訪れ、近藤局長の依頼に応じて隊士の健康診断をおこなった。場所は京都西本願寺で、近藤と副長の土方歳三がこれに立ち会った。慶応3年頃である。

　健診の結果、総勢170名の隊士中、70名あまりに異常所見がみつかった。心臓病と肺結核が1名ずついたが、ほとんどは感冒による関節痛や筋肉痛だった。胃腸痛がこれにつぎ、梅毒患者もかなりいた。池田屋事件で喀血した沖田総司は、この検診で肺結核の診断はつかなかった。

　検診のあと良順は、さっそく土方に対策をたてさせた。

　「病人はもっと衛生状態のよい部屋に枕を並べて安臥させ、看護人をつけて食事や衣服の介護をさせるように」

　良順はさらに浴場を設けて身体を清潔にすることを説き、西洋の病院の例を引いて、こうしたらよかろうという図まで描いてみせた。すると数時間のうちに土方がやってきて「先生の仰る通りに病室をつくりましたのでみてください」という。

　土方の後について本願寺内の二十八日講集会所へゆくと、そこには病人たちが並列に臥床しており、浴桶が三つある浴場まで設けられていた。

　土方の実家は家伝の漢方薬【石田散薬】の製造販売所であり、彼も薬の行商をした経験があった。したがって良順の説く衛生の概念を理

解して手際よく実行したのであろう。

　良順は京都木屋町に住む門人の南部精一郎に申しつけ、毎朝、病人の回診と薬局業務をおこなわせた。良順も週に2日往診して手伝った。この甲斐あって、診療をはじめて、ひと月とたたぬうちに病人の大半は全治することができた。

　後日、良順が壬生の屯所を巡回して検分すると、台所は残飯や腐った野菜や魚があふれて不潔きわまる状態だった。

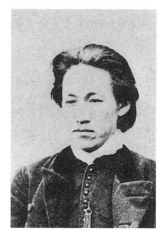

土方歳三
（1835～1869）
国立国会図書館
「近代日本人の肖像」より

　「この残飯を利用して豚を4、5頭飼い、肥えたところで屠殺して隊士に食わせるがよい。豚は体力を増強するなによりの薬である」。

　良順の提案はただちに実行され、隊士たちも「松本先生の贈物じゃ」と大いに悦んだ。豚の膀胱は水枕として局所を冷やすのに使われたという。

　なお、新選組の結成から解散までの5年間に死去した隊士は57名だった。しかし、業務上の致死はわずか7名であり、大半は内訌の末、仲間同士の殺し合いで亡くなっている。このように世に恐れられた新選組も、その実態は戦闘よりも内紛の集団だったと判る。

坂本龍馬の最期

慶応元年（1865）、長崎で《海援隊》を組織した坂本龍馬はあくる年、中岡慎太郎らとともに木戸孝允と西郷隆盛との間を斡旋して薩長同盟を成立させ、あたらしい時代をきづこうとする。

薩長同盟が正式に調印されて2日後の慶応2年1月23日の深夜、龍馬は伏見の寺田屋で京都守護職の幕吏に襲撃された。とっさに愛用の6連発ピストルを発射して脱出した。その翌日、幕吏が京都所司代に出した報告書によると、左腕を斬られた龍馬は材木屋に入り込み、血に染まった小物入れを残して逃げ去ったと記す。「龍馬手傷を負いたまま立ち入り右場所へ血に染まり候　物残り」「余程血をしたたらした左の腕」などの記述もある。このとき右手の母指 MP 関節と中指、それに左手の母指と示指に切創を受け、屈筋腱を切られた左示指は屈曲不能となった。翌慶応3年、脱藩を許された龍馬は山内容堂をうごかして大政奉還を実現させた。

龍馬は身長 176 cm、長髪で肩幅の広いがっちりした体形だった。慶応3年に龍馬に会った中江兆民は「彼は近眼のため目を細める癖があり、額は梅毒のため抜け上がっていた」と記す。背中に大痣があり、そこに旋毛（つむじげ）が生えていた。勝海舟と龍馬の長崎行きに同行した高木三郎が「ハア、いっしょに湯に這入りましたから、ヨク知ってます」と背中の旋毛を証言する。司馬遼太郎著『龍馬がゆく』では「背中の旋毛が雲を得て天に昇る龍や千里の駿馬をあらわすことから龍馬と命名された」とする。一方、生母の幸子は「龍馬を懐妊し

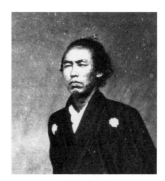

坂本龍馬
（1835〜1867）

た頃、りょうという名の猫が腹の上に馬乗りになったので名づけました」と話している。

慶応3年11月15日、龍馬は元相撲取りの従僕藤吉と河原町の近江屋に潜伏していた。夕方、陸援隊長の中岡慎太郎が訪ねてきて話しこんだ。午後9時ごろ二人の刺客が近江屋に姿を現わした。彼らは応対にでた藤吉を抜刀して斬りつけた。藤吉がギャアと叫んで階段から転げ落ちたのを、相撲をとって遊んでいると勘違いした龍馬が土佐弁で「騒えな」と叱りつけた。

この声で所在を知った刺客たちは二階の八畳間に飛び込んだ。彼らは「こなくそ！」と叫んで龍馬と慎太郎の頭部に刃を浴びせた。前額を割られて脳髄があらわになった龍馬だが、床の間の刀をとろうとした。そこをさらに背後から滅多斬りにされてその場に崩れ落ちた。中岡も鞘のまま防戦したが、右手をはじめ11ヶ所に深手を負った。刺客たちは仕留めたと思い、悠悠と立ち去った。

そのあと一時意識をとり戻した龍馬は、「おれは脳をやられた。もう駄目だ」と呻いてまもなく絶命した。享年33。急をきいてかけつけた土佐藩士たちに中岡は気力をふるって遭難の一部始終をくわしく話した。だが大量の血液を失った中岡は循環血液量の減少に抗しきれず、受傷2日後に虚血性心不全をおこして逝去した。享年30。この夜の暗殺者たちの正体はいまだに判明していない。

第VII章

晋どん、もうここらでよか

肖像画の右向きと左向き

　昔の肖像画は一般に右向きのものはその人物を前にして活写したもの、左向きのそれはあとから絵師が家族や関係者にきいて想像しながら描いたものとされる。もちろん全てがこれに当てはまるわけではないが、わが国の絵師のあいだにはそのようなならわしがあったようだ。

　たとえば第95代花園天皇（はなぞの）（1297〜1348）の似絵（にせえ）（肖像画）は左向きなので、これは絵師が天皇のご尊顔を懸命に思い出しながら描いた作品である。往古の貴人は似絵を描かせるとこれをもとに政敵に呪殺されることを怖れたから、めったに肖像画を描かせなかったが、この作品は例外である。どこかほのぼのとした味わいがあり、天皇の肖像画の中でも個性的な傑作とされ、国宝に指定されている。

　戦国大名 織田信長（1534〜1582）の肖像画は右向きである。戦国期の武将たちには己（おの）れを描かせた右向きの似絵が数多くのこされている。身替（みがわ）りの影武者を立てるのに役立てようとしたのかもしれない。

　ご存じ西郷隆盛（1827〜1877）の肖像画は左向きで、これは本人をモデルに描いたものではない。西郷未亡人のイトさんも、この絵をみたとたん、「うちの人はコゲな顔でなか！」と叫んだエピソードがある。

　幕末の御家人勝海舟の有名なセリフに「おれはいままでに怖ろしいものを二つみた。横井小楠（しょうなん）と西郷南洲だ」というのがある。たしかに熊本藩士で開国論者だった横井の肖像写真をみるとやくざの大幹

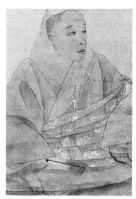

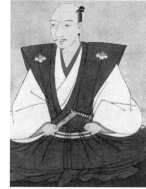

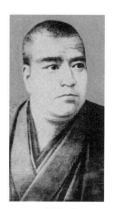

第95代 花園天皇　　　　　　　織田信長　　　　　　　　西郷隆盛

部を思わせる悪相に写っている。だが西郷にはほとんど写真がのこされていないので実物がどんなだったかよくわからない。

　生前の西郷に会った人たちの証言によると彼の耳は生まれつき耳朵（じだ）が削げていたそうである。そのような耳の持主はめったにいないのでかなりはっきりした特徴である。もし西郷がこの肖像画のように大きな目をした人懐（ひとなつ）こい風貌ならば、勝海舟をして怖れさせるどころか、むしろ親しみを覚えさせたであろう。

　幕末の頃のイギリス公使館通訳アーネスト・サトウの回想録には「西郷は小さな目をして黒目が光っていた」とある。近年、秋田県角（かく）館（のだて）の青柳家という旧家から発見された西郷の実像と称する明治の元勲の写真をみる機会があったが、その人物の耳介は耳朵が削げた珍しい形をしていた。顔貌も面長で引きしまり、目つきも鋭く、証言による西郷の実像に近いものを思わせたが、果たして本物だろうか。

西南戦争と西郷隆盛の最期

　西南戦争は西郷隆盛（1828〜1877）の死によって終わりを告げた。その際の経過について森重孝 著『鹿児島の医学』、永徳緑峯 編著『薩摩医学史（上巻）』などを参照しつつ、医療を中心に述べてみよう。

　明治 10 年 2 月 14 日、薩摩軍の先発隊（第六・七番 連合大隊）が鹿児島から熊本へ向った。第六番大隊には武井順介、国生喜介、永田祐右衛門ら、15 名の医師を含む急拵えの軍陣医療班が従軍した。

　開戦当初から多数の戦傷者があり、医療班は現地の寺に仮病院を設けて患者を収容し、軽症者は郷里に帰した。戦死者は近在の寺に葬った。

　2 月 22 日、西郷隆盛を擁した薩摩軍は熊本城を囲んだが、政府軍の猛烈な反撃がはじまり、退却せざるをえなくなる。全軍は熊本の人吉から宮崎の高岡まで退却をくりかえし、そのたびに医療班は各地に仮病院を設けて戦傷者の治療に専念した。

　7 月末に薩摩軍は政府軍に追い詰められ、やむなく佐土原の長井村にて解散することにした。医療班も高鍋や延岡などに落ちのびていった。西郷をはじめ桐野利秋ら幹部は政府軍の包囲を脱出して鹿児島城下へ突入、城山に立て籠もった。その間、戦傷者が続出したため、9月になって宮之原藤八郎邸と蓑田長儔宅、永田佐七宅の 3 ヶ所に仮病院を設けた。だが患者を収容しきれず、城山の岩崎谷に 1 ヶ所増設した。

　9 月 24 日午前 4 時、政府軍 5 万人が総攻撃を開始する。重傷者 17 人が入院する永田佐七宅では総攻撃の前夜から白旗を掲げていたが、

院内に乱入した政府軍は患者を皆殺しにして仮病院を焼き払った。蓑田長儔宅に入院していた40人のうち脱走を図った1人は殺害されたが、他の患者は全員無事だった。

西郷と桐野ら幹部は岩崎谷の堡塁から最後の反撃に出た。しかし政府軍の激しい銃弾の雨を浴びて2百余名の将兵は次々に倒れた。西郷も腰に弾を受けて歩けず、自刃を覚悟する。西郷は別府晋助に切腹の介錯を頼み、「おいどんの首は隠せ」と申しつけた。

午前9時、銃声は止んだ。政府軍は死体検視に移り、桐野ら幹部の死亡を確認したが、西郷の死体は判らない。まもなく藍色縞の単衣に黒の兵児帯を締め、小紋の脚絆を巻いた首のない肥満体が見つかった。坂元純熙少佐が右肘の古い傷痕と股間の陰嚢水腫を見て「これぞ西郷の死体なり」と断定した。右肘の古傷は13歳のとき横堀三助という少年と決闘して受けた傷痕であり、陰嚢水腫は奄美大島へ島流しにされている間にフィラリア症に罹患したことを知っていたのであろう。

西郷の首は遊撃第二大隊の前田恒光が岩崎谷の大堡塁の下方にある折田正助邸の門前の溝で探し当てた。坂元少佐は運ばれてきた砂まみれの首を水で洗い、山県有朋中将の前に運んだ。山県は西郷どんの首に向って威儀を正し、恭しく拝した。

天璋院篤姫の脳卒中

　13代将軍徳川家定は3人の妻をもった。最初の正室任子（1823〜1848）は鷹司前関白左大臣政煕の23人目の子女で、関白鷹司前左大臣政通の養女となり、5歳で1歳年下の家定と婚約した。8歳で有君と称して江戸へ下向し18歳のとき入輿した。美人で巧みに鼓をうち、よく家定の相手をしたという。しかし結婚8年目に痘瘡を患い、26歳で没した。

　継室の秀子（1825〜1850）は関白一条忠良の娘で壽明君といい、嘉永2年（1849）25歳で輿入れした。小柄で身長4尺にみたず、眼ばかり大きく、胸焼けの持病がある病身だったと伝わるが（須藤由蔵編『藤岡屋日記』）、結婚してわずか半年後に病没した。

　三人目の御台所として将軍家に入輿したのが、天璋院篤姫（1836〜1883）である。篤姫は指宿の今和泉城主 島津忠剛の娘敬子といい、21歳のとき伯父の島津斉彬の養女となり、さらに近衛忠煕の養女となって安政3年（1856）、大奥に輿入れした。

　天璋院の御台所としての生活は短かったが、年少の将軍家茂の養母として大奥で重きをなした。

　慶応4年、天璋院の実家である薩摩の軍隊が江戸へ攻めてきたとき、多くの旗本・御家人は江戸から逃亡したが、誇り高い天璋院は「私は徳川の人間だから」と大奥にふみとどまった。明治元年の江戸城明け渡しの際も、「一戦も交えず城を与えることなどできぬ。私は婚家に殉じて討ち死するのが本望だ」といって立ち退きを承知しなかった。困惑した閣老たちは東征軍から三日のうちに立ち退け、と命

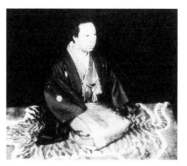

天璋院篤姫（明治初年撮影）

じられたのを「三日間だけ御立ち退きあそばすように」といいくるめて、ようやく承知させた。

大奥を立ち退くとき、調度家具類は一切運びださず、身ひとつで一橋家に移った。260人の奥女中についても身のふり方を心配して親身になって面倒をみた。

その後の天璋院は赤坂の一橋邸に住み、徳川宗家を継いだ亀之助の養育に尽くした。道を隔てて隣家に住んだ勝海舟は天璋院のことを「貞婦といはうか、烈婦と申さうか、実に類稀なる御方なりき」と手放しで褒めている。

その後は千駄ヶ谷の邸に移り住んだが、明治16年11月12日、邸の居間で立ち上がった拍子に中風発作をおこし、そのまま昏睡状態におちいった。この時代、脳卒中といえば脳出血が主であり、天璋院も脳出血に倒れたのではないかと推察される。

旧将軍家奥医師の松本良順らが懸命に治療をしたが、意識は回復せず、11月20日午前8時に逝去した。享年48。勝海舟は「薨去の折、私は老女と立会い捜索せしに、御手文庫の中に、僅かに三円あるのみ。余りは少しも金円等あることなかりき」と述べている。

皇女和宮の替え玉説

　古来、有名人には身替り説が多い。武田信玄ら武将にも影武者や身替りがいたとされる。幕末、14代将軍家茂に降嫁した皇女和宮（1846〜1877）も替え玉説が唱えられた。

　その根拠として、① 本人の銅像が左手を隠している（左手が不自由？）、② 本人は幼少の頃から足痛があり、平癒の祈願をしたが治らなかった、③ 大奥へ輿入れした和宮の手足に異常はなく、勝海舟も和宮が大奥の縁側から踏み石にピョンと飛び降りるのをみた記憶がある、などが挙げられる。この伝聞をもとに作家・有吉佐和子が江戸の和宮は健常な替え玉の娘だったという小説『和宮様御留』を著したが、はたして大奥へ輿入れした女性は本人の身替りだったのだろうか。

　和宮が6歳のとき、異母兄の孝明天皇は有栖川宮熾仁親王を婚約者に定めた。和宮が15歳になったとき、突然、幕府から「将軍家茂の御台所として降嫁するように」との結婚話が舞い込んだ。

　大の外国嫌いだった孝明天皇は「和宮にはすでに許婚者がいる」「まだ少女で、結婚するには早い」と拒絶したが、公武合体論によるこの縁談を側近の岩倉具視が朝権回復の足掛りとしようと天皇を説得した。天皇も攘夷鎖国の実行を条件に降嫁を勅許したが、和宮は「尼になる」と強く抵抗する。しかし悪化した朝幕関係を融和するためという周囲の説得に抗しきれず、「天下泰平のため、まことにいやいやのこと、余儀なく御請けすることにします」としぶしぶ承諾した。

　文久2年（1862）、17歳の和宮と同い年の家茂の政略結婚が成立した。

その4年後、家茂は脚気衝心（急性心不全）をおこして21歳で急逝する。和宮は剃髪して静寛院宮（せいかんいんのみや）と号したが、戊辰戦争の際は朝廷と幕府との調停役として活躍する。その後、脚気を患い麻布の屋敷で静養していたが、病状は改善しなかった。西洋医のすすめで明治10年夏、箱根へ転地療養したが、同年9月2日、脚気衝心のため亡くなった。享年32。

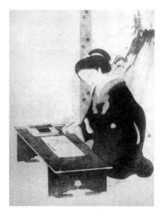

皇女和宮
（1846〜1877）

　和宮の遺骸は芝の増上寺へ葬られ、のちに学術調査がおこなわれた。和宮の身長は143cm、長い黒髪が垂れ、額の出た細長い顔に、ややしゃくれた高い鼻をもつ彫りの深い顔立ちをしていた。剃髪した筈だが、いつのまにか還俗（げんぞく）して黒髪に戻したのだろうか。血液型はA型。頭蓋骨は保たれていたが鎖骨、上腕骨、骨盤、大腿骨などは部分的に欠けていた。骨格は華奢で骨盤は狭かった。四肢の筋肉付着部は弱々しく、日頃、爪先を内側にむけて歩いていたためか両側の大腿骨は内側に捻れていたと調査報告書に記載されている。しかし遺骨では手足の障害や足痛をきたした所見ははっきりせず、和宮替え玉説は明らかにできていない。

ロートレックの低身長

　フランスの天才画家ロートレックには濃化異骨症（pycnodysosto-sis）という宿痾があった。本症は生下時の身長・体重は正常なのだが、小児後期にしばしば骨折をおこし、以後、四肢体幹均衡型の小人症を呈する常染色体劣性遺伝の骨系統疾患である。

　ロートレックはフランスでも有数の貴族の嫡子で、両親はいとこ同士だった。生下時なんら問題はなかったが、10歳の頃より、偏頭痛や両脚の疲労感、あるいは言い知れぬ苦痛の発作がおこるようになった。14歳のとき、椅子の横木に足をとられ、左大腿骨折をおこした。以来、1年あまりギプスをはめ、車椅子で移動する生活がつづいた。

　翌年の夏、ようやくギプスがとれて散歩中、深い溝に落ちてこんどは右大腿骨折をおこし、これ以後、下半身の成長がとまり、成人したときの身長は 150 cm にみたなかった。

　ロートレックの濃化異骨症を指摘したのはフランスの Maroteaux & Lamy である。彼らは 1962 年本症を報告し、かつ、その病態を pycno-dysostosis と命名した。

　それでは、なにゆえロートレックは、この珍しい病気に罹ったのだろうか。その謎を解くカギは彼の家の財産と名誉にあると思われる。

　一般に大金持の名家は、富の分散を防ぎ、家名を保つことに腐心する。どこの馬の骨ともわからぬ者に資産を乗っ取られ、高貴な血筋を汚されてはたまらない。名家の血を保ち、富が散逸するのを防ぐには、なんといっても親類同士が結婚するのが最良である。ロートレッ

クの疾病も、このような血の濃い結婚を
くりかえす貴族の習性が因になって発
症したのではなかろうか。

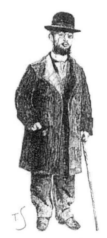

ロートレック
（1864〜1901）

さて、現在、pycnodysostosis という病
名は世界中で広く使われている。しかし
本症の存在は、Maroteaux らの報告より
16 年前の 1946 年、東京医科歯科大学整
形外科の青池勇雄名誉教授によってす
でに明らかにされていた。

青池名誉教授は 1958 年、dysostosis petrosans の名称を提唱された
のだが、その業績は注目を浴びるにいたらず、フランス人に名をなさ
しめた。

筆者は青池名誉教授にお手紙をさしあげ、このことに関するご意見
をうかがったところ、「すでに整形外科の用語委員会が決められたこ
とですから」ときわめて謙虚なコメントをつけてご返事をくださった。

しかし本疾患については日本人のプライオリティがあり、いつの日
か世界にむけて故・青池勇雄名誉教授の業績を主張しなければなる
まい。筆者は本症を pycnodysostosis Aoike と名づけるべきであると
思うのだが。

ルノワールの関節リウマチ

　日本人に人気のある画家ルノワールは、人生後半の 30 年あまり、関節リウマチに苦しめられた。発症は 44 歳のとき。その日、ひどい悪寒を覚え、顔面神経痛に襲われた。以来、手指のこわばりと手関節の腫脹と痛みに悩まされるようになる。そのうちに足関節まで痛みだしたが、画技への情熱は少しも衰えなかった。体力をつけようと自転車に乗り、ボールでお手玉の練習をして機能回復に励んだ。

　56 歳の秋、雨の日に自転車に乗ってサイクリングにでかけたところ、ぬかるみで転倒して右腕を骨折した。絵の職人といわれるだけあって、ギプス固定の期間中もカンバスに向かうことを怠らなかった。ギプスは 6 週間で取れたが、数週間後より右腕に再びリウマチの痛みが走った。主治医から抗リウマチ薬と鎮痛剤を投与されていたにもかかわらず、1902 年頃より症状はひどくなった。南仏カーニュに居を移して療養したが、病気の進行はくいとめられなかった。

　ウィーンの有名なリウマチ専門医の治療を受けたものの、病勢はじわじわと悪化した。左右の手関節は屈曲し、手指も気の毒なくらい曲がってしまった。年々やつれ、四肢の関節は硬直してほとんど機能を失った。両目の周囲の筋肉が萎縮して顔つきまで変わった。久しぶりにアトリエを訪れた客たちは、ルノワールの鉤のように変形した両手指と別人のようにゆがんだ顔をみて驚きを隠せなかった。

　晩年は籐椅子に二本の棒を通して二人の弟子に担がせ、古いオリーブの木の根元まで運ばせて絵を描く毎日だった。1919 年の暮れ、肺炎を患い、呼吸不全により 79 年の生涯を閉じた。

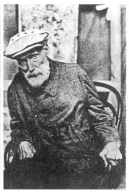

晩年のルノワール
（1841〜1919）

多くの伝記は晩年のルノワールが動かなくなった手に筆を括りつけて絵を描いたと記している。息子で映画監督のジャン・ルノワール（『大いなる幻影』『どん底』『河』などの名作がある）によれば、これはまったくの誤解で、変形した手でちゃんと筆をとっていたそうである。手の皮は薄い膜のようになり、筆の柄が触れるだけで皮膚が爛れてしまうので、ガーゼ包帯を巻いていたともいっている。確かに晩年のルノワールが絵を制作している写真の中に絵筆を手に縛りつけた姿は見当たらない。むしろ手指は筆を支えるのに都合よく変形したようである。

「晩年の父は待針の頭ぐらいの小さな点でも正確にカンバスに描くことができました。人物の瞳に僅かな光の反射をつけようと微細な点を描くとき、父の筆はまるで射撃の名手が放った弾丸のようにまっすぐ的に向かいました。なにかで腕を支えることもなく、ためらう仕草さえ見せませんでした」と息子はいっている。医療が今日よりはるかに無力な時代、重いリウマチに侵されながらも病を乗り越え、最晩年まで画家として絵を描きつづけたルノワールの執念と職人魂がこちらに伝わってくるような言葉である。

みずおちに手

　よく知られていることだが、ナポレオンは胃が悪いためにいつも季肋部を撫でていた。ナポレオンがいちばん気に入っていたという肖像画をみると、みずおちの辺りに手を当てているのがわかる。解剖所見によると彼の死因は胃がんであった。蛇足ながらうしろに描かれた時計が4時を指しているのは、彼が4時間しか眠らなかったという証明のようでもある。

　歌劇『ウィリアム・テル』『セビリアの理髪師』で名高い大作曲家のロッシーニも大酒飲みで美食家だったせいか、いつも胃痛や胃けいれんに悩まされていた。みずおちを手で撫でている彼の肖像画を眺めていると、その病悩が彷彿としてくるようである。

　さて、早稲田大学を創設した大隈重信の肖像画もみずおちのあたりに手をやってポーズをとっているが、かれもまた胃弱だったのだろうか。いいや、彼は胃が悪いどころか健啖家で壮健そのもの、暴漢に襲われて片脚を失いはしたが、84歳の長寿を保った。

　筆者の医学生時代、さる内科の助教授が尊敬する勝沼精蔵教授（1954年文化勲章受章）の真似をして身ぶり手ぶりから歩き方まで勝沼教授そっくりになったという話をきかされた。大隈侯も大のナポレオン崇拝者であり、英雄ナポレオンをうやまうあまり、べつに胃は悪くないのにみずおちに手を当てていたというのが真相らしい。筆者が中学・高校生の頃はアメリカ西部劇映画の全盛時代だった。名作西部劇の『駅馬車』『荒野の決闘』『真昼の決闘』『シェーン』にそれぞれ

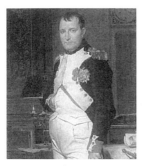 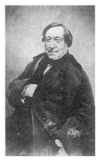 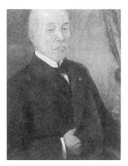

ナポレオン ロッシーニ 大隈重信
（1769〜1821） （1792〜1868） （1838〜1922）

主演したスターたち、ジョン・ウェイン、ヘンリー・フォンダ、ゲーリー・クーパー、アラン・ラッドの拳銃を抜く早技に魅せられ、映画館を出るや友達とスター俳優の身ぶりを真似しながら歩いた。この体験が後年、先輩医師たちの美事なメスさばきをくいいるように見つめて己れの術技をみがく土台になったのかもしれない。

　ところで幕末の志士坂本龍馬の写真や銅像をみると、ふところに手をやっているのが目につく。彼もまたナポレオンのように強いストレスを蒙って胃を悪くしたのだろうか。護身のため短筒（ピストル）をふところにおさめていたという説もあるが、筆者はおそらく丹田に力を込めるため、肚に手を当てていたのだと思う。ちなみに龍馬は一度に１升５合は軽くいける大酒飲みだった。

女性医師の先駆け

　女性初の医術開業試験に合格して医師国家資格を得たのは武蔵国俵 瀬村（現・埼玉県熊谷市）の名主の家に生まれた荻野吟子（1851〜1913）である。彼女の波乱にみちた生涯は渡辺淳一氏の小説『花埋み』に詳しい。吟子は勝気で誇り高く、毅然とした女性だった。明治元年、18歳で結婚するも夫に淋病をうつされ、順天堂医院で入院治療を受けた。しかし男性医師たちの診療に強い羞恥心と屈辱感を覚え、女性医師の必要性を痛感した。

　夫と離婚した吟子は生来の勉強好きから25歳で東京女子師範学校（現・お茶の水女子大）に入学する。卒業後は医者になりたいと教員に相談したところ、東京大学医学部総理心得の石黒忠悳を紹介された。石黒の口利きで医術開業試験の予備校に類する好寿院に入校して羽織袴と高下駄で通学した。

　32歳で卒業したものの、東京府は「女性に医術開業試験は受けさせない」という。吟子は内務省衛生局長で医制の責任者たる長与専斎に直談判して試験を受け、本邦第1号の公許女性医師となった。

　その後、開業したものの安住できず、洗礼を受けてキリスト教の布教活動に専念する。そこで知り合った14歳年下の志方之義と再婚して北海道に渡り、開拓村で入植と布教活動をつづけて一生を終えた。女性医師としてはやや特殊な生涯を送ったといえようか。

　女性医師の第2号は生沢クノ（1864〜1945）である。彼女は武蔵国榛沢郡（埼玉県）の蘭方医の3女で、美人だったが、左頬に大きな

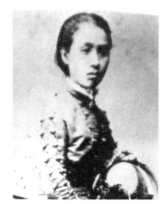

荻野吟子
（1851〜1913）

アザがあるのを苦にしていたようだ。神田駿河台の私立東亜医学校や済生学舎、あるいは東京慈恵医院医学校附属病院などで学び、辛苦のすえ免許を取得した。のちに開業して患者のために尽くし、最後は故郷埼玉の深谷に埋もれて人生を終えた。

　第3号は男まさりの高橋瑞子（1852〜1927）。嘉永5年（1852）、三河国西尾藩の藩士の娘として生まれ、9歳で両親を失い長兄に養われたが、兄嫁から厄介者扱いされ、人命を救う立派な医者になって自活しようと志を立てた。だが落魄した貧しい武士の娘が医者になるのは容易ではない。そこでまず産婆（助産師）になって学資を稼いでから医師になろうと東京浅草の産婆専門校・紅杏塾に入門する。明治15年（1882）に塾を卒業した後、大阪病院の高橋正純医師の許で内科と外科の実地を学んだ。

　明治17年12月、「東京医学専門学校 済生学舎」に入学しようとしたが門前払いに遭った。3日3晩、玄関前で飲まず喰わず眠らずに座り込みをつづけ、その熱意が舎主の長谷川泰に伝わって入学を許可された。男子学生に嘲られながらも学舎に通い、明治19年に医師開業免許の前期試験に合格、翌年に後期試験に合格して36歳で待望の医術開業免状を取得した。その後、日本橋元大工町で医院を開業、さら

に 40 歳でベルリン大学産婦人科に留学を果たす。帰国後は産婦人科を標榜して患者に親しまれた。76 歳で死去。遺言により遺体を東京女子医学専門学校に献体した。

第 4 号の本多銓子（通称せん子）（1864〜1921）は名門出身の才媛で成医会医学校に学び、明治 21 年、25 歳で国家資格を得た。翌年迎えた婿養子はのちに東京農科大学教授となった林学博士　本多静六であり、夫の官舎のある駒場から赤坂の診療所まで人力車で往復した。恵まれた環境にあった彼女だが、修学時代は苦労をした。

「その頃の女子学生は随分圧迫されていて、解剖学を勉強するにも標本などは男子生徒に専用されて見せてもらえません。仕方なく夜ひそかに提灯をつけて高輪の泉岳寺墓地に行き、あちらで頭蓋骨を一つ、こちらで大腿骨を一つと、拾いあつめて勉強しました」と回想する。

このように先駆女性の努力によって女性医師への道は開かれたものの、女性の志願者を困惑させたのは依然として女性に門戸を開放している医学校が見つからないことだった。

この事態に立ち上がったのが遠江国（現在の静岡県浜松市）生まれの吉岡彌生（旧姓　鷲山 1871〜1959）である。明治 22 年（1889）、19 歳の彼女は故郷を出て済生学舎に入学した。さらに女子学生排斥運動などの障害を乗り越え、明治 25 年、医術開業試験に合格して第 17 号の女性医師となった。のちに夫の吉岡荒太とともに本郷に至誠医院を開いて診療にはげんだ。

明治 33 年、事件がおこった。医師を志す女性の拠り所だった済生

学舎が突然女子入学を拒否して在学中の女子学生75名を全員退学させたのだ。男子学生の中に〈芙蓉団〉と称する不良グループがあり、女子学生を追い回して暴力沙汰までおこしたからである。新聞がこれを取り上げ、刑事問題にもなったため学校当局は不良グループを取り締まる代りに女子学生を追放することにした。

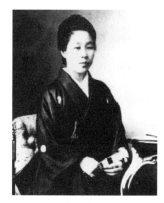

吉岡彌生
（1871〜1959）

　弥生は締め出された後輩のために自宅6畳間に東京女医学校を開設し、校舎を継ぎ足しながら教育内容を充実させた。開設から12年後の明治45年、同校は東京女子医学専門学校として昇格させることができ、のちに東京女子医科大学として発展する。

　昔の女性医師の苦労に比べれば現代の女性医師の大幅な増加と活躍ぶりには目を見張るものがある。とはいえ、女性医師が病院勤務をする際などにさまざまな問題が生じてきた。当直室にしても女性用の用意がなく男くさい部屋で寝なければならず、長い出産休暇や育児休暇もとりにくい。看護師も若い女性医師を見る目にきびしいものがある。一方、女性医師は大学の医局制度をそれほど重視しない傾向にあるので女性が全医師の半数を占める時代が到来すれば医療の風景もずいぶん変わるであろう。

わが国初の医療過誤裁判

　わが国ではじめて医療訴訟がおこなわれたのは明治35年（1902）12月だった。訴えたのは名古屋市花園4丁目A氏の妻B子さん。訴えられたのは当時の東京帝国大学医科大学助教授で産科婦人科主任医師の木下正中博士（1869～1952）だった。

　事件は明治35年4月、主婦のB子さんが帝大病院で卵巣水腫の手術を受けたことにはじまる。しかし術後経過が思わしくなく、退院後の診察でも原因がはっきりしなかった。ところが術後半年で手術時に置き忘れたガーゼが腹部にあることが判明し、これを摘出してようやく体調はもとに戻った。

　B子さんは原因を知って怒ったのであろう、東京地方裁判所に損害賠償の訴訟をおこした。これを明治35年12月25日の朝日新聞が「医学上空前の裁判問題」の見出しで次のように報じた。

　「磐城炭鉱会社建築主任技師A氏妻B子は本年四月大学病院に入院し、卵巣水腫の手術を受けしが、退院後半年間、半死半生の難病に罹り、東京、磐城、名古屋の医師十数名の診察治療を受けしも病症判然せず。先頃に至り不思議にも長さ一尺三寸五分、幅九寸五分なるガーゼの布片が腹内より直腸を破りて出でしより今はほとんど健全の身となり。先の難病は大学病院手術の際ガーゼを腹内に縫い込みたるに基因せしを確かめ得たり。かかる医療上の一大過失は将に主任医　木下正中の不注意にして是が責任を明にし、併せて賠償を得らるべきものなるや否やは斯る手術を受くる病患者の為め此問題を解決し置かんとし、B子は帝大法学士で弁護士の岡崎正也氏に依頼し、主任医師

医学博士に対し昨日を以て東京地方裁判所に損害賠償の訴訟を提起したるが、本邦に在っては医療上に関する空前の訴訟なれば事件の進行すると共に医学者界、法学者界の一大問題たるべし」

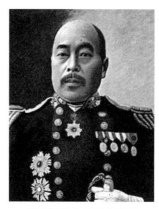

裁判鑑定人の高木兼寛
（1849〜1920）

　ずいぶん大きなガーゼが出てきたものだが、術中ぐるぐる巻きにして押し込んだため置き忘れたのであろうか。

　そしてわが国最初の医事裁判がはじまった。裁判所は鑑定人として東京慈恵医院医学校の高木兼寛博士、日本婦人科学会の浜田玄達会長といった錚々たる医学者を指名し、審理は慎重かつ再三にわたっておこなわれた。

　2年後の明治37年12月10日、判決が下りた。B子さんの訴えは棄却され、その理由として「仮に被告が原告に手術したさい過失があったとしても、被告は東京帝国大学医科大学助教授として職務を執行したに過ぎないのだから原告に対し直接に損害賠償する責任はない」とのこと。ただし被告は原告に5百円（当時百円は純金75ｇ相当）を支払い、原告は訴訟費用を負担するよう命じた。

　このように医療サイドは絶対優位の立場にあり、患者は泣き寝入りするしかなかった。

手の小さなピアニスト・大きなピアニスト

　スペインを旅した際、地中海のマヨルカ島を訪れた。ピアノ曲の天才ショパンと女流作家のジョルジュ・サンドが恋の逃避行を果たした愛の島である。二人が過した僧院にはショパンのデスマスクと彼の石膏でできた左手が展示されていた。しかしピアノの名手にしては手指が小さかった。その場で手指の長さを計ったところ、左手の親指は、その背側で指先からIP関節まで26 mm、IP関節からMP関節まで35 mmだった。示指、中指、環指、小指は、その指先からDIP関節までそれぞれ15、18、17、15 mm。DIP関節からPIP関節まで、それぞれ18、20、20、18 mm。PIP関節からMP関節までそれぞれ45、50、45、40 mmという長さになった。旅先でのあわただしい計測なので値に自信はないが、いずれにしても意外なほど小さい。ピアノ弾きというのは指が長いほど有利とされているからショパンもピアノ演奏や、作曲するには相当苦労したにちがいない。

　それにしてもショパンが亡くなった直後につくられた左手は華奢_{きゃしゃ}であり、いかにもピアノ弾きにふさわしいかたちをしているのにはおどろかされた。5本の指が軽度屈曲位に保たれ、いまにもピアノの鍵盤にふれて演奏を開始せんとする手つきである。ショパンほどの楽聖ともなると、死してのちもピアノへの執念が手つきにあらわれるのであろうか。なお、生前のショパンの身長は170 cmだが、体重は45 kgしかなかった。享年39、死因は肺結核だった。

　ショパンの手とは逆に、ピアノの鍵盤が小さくみえるほど大きな手をしたピアニストがいた。ロシアの作曲家ラフマニノフである。

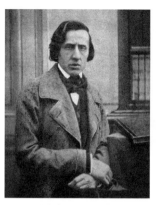
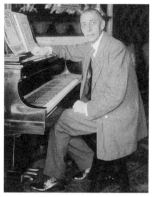

最晩年のショパン　　　　　ラフマニノフ
（1810〜1849）　　　　　（1873〜1943）

　実はラフマニノフはマルファン症候群だった。痩せて背が高く、顔が細長い。とりわけ手足が長く指も長い。この病は中胚葉由来の組織が発育異常をおこすので、骨や筋肉、腱、心臓血管などが侵される。手指は長いばかりでなく異常可動性もあるので、親指を内転させると指先が小指のMP関節背側まで届いたりする。ラフマニノフも手指を鍵盤に置いたとき、母指は小指の下をくぐってさらに2つ先の鍵盤を弾くことができたという（慶大医・外科　川田志明教授による）。

　ラフマニノフのピアノ協奏曲第2番も、その楽譜通りに弾くことは、健常者のピアニストには不可能であって、現代でも音を1つとばして演奏するらしい。

　ねたきりで会話のできない重い障害児を介護する看護師や保育士の中には、自分とその子だけに通じるサイン（例えば手のひらのある個所をくすぐる）を作って互いに楽しんでいる。ラフマニノフも、自分と同じマルファン症候群のピアニストだけに通じる作曲をして、交流を図ろうとしたのかもしれない。

チャイコフスキーの希死念慮

　ロシアの大作曲家チャイコフスキーはウラル山麓の鉱山町に生まれ、父は鉱山の監督官を務める裕福な中流家庭に育った。幼い頃より異常に繊細で神経質だったといわれる。6歳ごろよりピアノを習いはじめたが、音楽の道には進まず、12歳でペテルブルグ法律学校に入学、16歳で卒業すると3年間法務省で働いた。

　その間イタリア人の声楽教師と知り合い音楽好きの虫が動きだすと法務省を辞職して新設のペテルブルグ音楽院に入学する。26歳のとき作曲した「交響曲第1番」が成功をおさめ、新設のモスクワ音楽院の教師に招かれた。28歳のときモスクワにきたフランス人歌手デジレ・アルトーと親しくなり結婚する心算（つもり）でいたが、彼女は突然スペイン人のバリトン歌手と結婚して去っていった。30代半ばから富豪の未亡人が毎年6千ルーブルの年金を援助する好運にめぐまれ、作曲活動に専念して幻想序曲「ロメオとジュリエット」、バレエ組曲「くるみ割り人形」など数々の名曲を生み出した。

　長らく独身だったチャイコフスキーは公爵の甥と同性愛関係にあると噂された。当時のロシア正教では同性愛が神を冒涜する破廉恥行為として忌み嫌われ、判明すれば宗務院の裁定により投獄か流刑の目に遭った。自殺もまた大罪であり、自殺者は教会の葬儀をさせてもらえなかった。チャコフスキーは自分が同性愛趣味であると知られることを極度に恐れていたという。

　37歳のときアントニーナという28歳の音楽院女生徒と結婚した。彼女の強引な求婚に抗しきれなかったのだが新婚旅行の最中、「私た

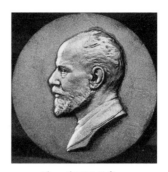

チャイコフスキー
（1840〜1893）

ちは一生友達でいよう」と告白した
から、新婦はひどく怒った。

その２ヶ月後、チャイコフスキー
はモスクワ河に入水して自殺をは
かったが死ねなかった。「私の体は
あまりに頑健で氷水に浸かっても
何の効果もなかった」と日記に記している。

チャイコフスキーが最後に書いた「交響曲第６番」は《悲愴》と呼
ばれ、最高傑作として名高い。ペテルブルグでこの曲を指揮して初演
したのは1893年10月28日だったが、初演のときの聴衆の反応は冷
たく、退屈そうだったといわれる。

それから４日後の11月１日の夜、チャイコフスキーはペテルブル
グのホテルで生水を飲んだ。当時、コレラが大流行していたから、「コ
レラに罹るからやめて」と弟が注意するのを振り切ってネヴァ河の水
を飲んだといわれる。翌２日未明に体調がおかしくなり、午後になる
と腹痛、発熱、水様の下痢と嘔吐がはじまり、医師からコレラと診断
された。３日になると唇は乾燥して口囲にコレラ斑があらわれた。４
日に腎不全症状をおこし、５日には精神錯乱状態となって11月６日
午前３時に他界した。享年53。果して彼はコレラで死んでも構わぬ
と生水を飲んだのだろうか。チャイコフスキーの死にまつわる多くの
資料は第二次世界大戦の混乱の中で大半が失われており、死因の真相
はいまだ藪の中といわなければならない。

野垂れ死んだ文豪・トルストイ

　歴史を紐解くと《世界三大悪妻》と呼ばれる女性たちがいる。ギリシアの哲人ソクラテスの妻クサンチッペ、オーストリアの天才作曲家モーツァルトの妻コンスタンツェ、そしてロシアの文豪レフ・トルストイの妻ソフィア・アンドレーエヴナの３人である。

　そのトルストイとソフィアは30年以上も争いをくりかえした。晩年のトルストイは夫人にいった。

　「お前と結婚して以来、わしはほかの女性への欲望を捨てて純潔を保ってきた。なのに、お前は姦通している」「それはあなたの妄想よ。それにあなたがすべての欲望は捨てたなんて大うそです」「若い頃のあなたは放蕩無頼だったでしょ。いまも若い女に好色の目を光らせている」「だいいち、わたしに13人も子どもを生ませた男が純潔を説くなんて可笑しいわ。末の子は60歳のあなたが産ませたのよ」

　トルストイがひとこといえば、夫人は10倍もいい返す。争いは年々深刻化してトルストイは何度も家出を計っては取り止めた。

　トルストイは言動が一致せず、その一生は矛盾に満ちていた。それを悔いたかのように、晩年『わが懺悔録（ざんげろく）』を著わした。しかも世界中を感動させた『戦争と平和』や『アンナ・カレーニナ』などを「くだらない著作」、「悪徳の書」とこきおろした。わが高邁（こうまい）な思想と妻と争う日常生活の乖離（かいり）に嫌気がさしたからであろうか。

　「私は夢から覚めた」と口走り、自分のあらゆる物欲、愛欲、慢心、憤怒、功名心、権勢欲を嫌悪した。80の坂を越えたときトルストイは伯爵の地位と毎年もたらされる巨額の印税すべてを捨て去ろうと決

心する。

　「あなたは頭がおかし
い」と夫人はヒステリック
に叫んだ。だがトルストイ
は「わしの著作版権は全部
民衆のものだ」と息巻いた

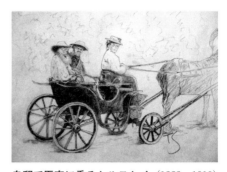

自邸で馬車に乗るトルストイ（1828～1910）
（左端）と徳富蘆花（1868～1927）
明治39年夏の公開写真より模写

ため、夫人は夫が本気だと悟った。「それなら、わたしは『アンナ・
カレーニナ』までの版権があればいい。その後のあなたのお説教じみ
た話などだれが読みたがるものですか。あなたのように感情の起伏の
はげしい人と暮らすのは、竜巻と一緒に過ごすようなもの。もう一緒
に生活するのは御免です」

　1910年10月28日の朝6時、82歳のトルストイは小さな包みを一
つ持って自宅を出た。朝一番の汽車に乗り、そのまま行方不明になっ
た。夫の家出は自分へのあてつけと思いこんだ夫人は邸内の池に身を
投げたが、すぐに家族が見つけて助け出された。

　家を出て4日目にトルストイは車中で高熱を発し、寒村の鉄道駅舎
に横たわった。居所を発見した夫人と家族があとを追って来た。同年
11月20日午前6時5分、トルストイは家人に看取られながら駅長官
舎で息絶えた。死因は急性肺炎と思われる。「82歳の文豪トルストイ
が家出し、荒野の小駅リャザン・アスターポヴォで野垂れ死んだ」と
いう大ニュースが世界中を駆け巡った。ロシア革命の7年前だった。

アルツハイマー病を発見した
アルツハイマー博士

アルツハイマー病は遺伝性の有無で家族性と孤発性の二つに分類される。

第40代アメリカ大統領レーガンはアルツハイマー病を患い、弟のニールもアルツハイマー病で亡くなった。レーガンの母ネリーも同じ病気で死去したといわれるので、レーガン一家は家族性の同病だった疑いが濃厚である。

全体としては高齢者に発症する孤発性が圧倒的に多く、40〜50代の中年期から生ずることもまれではない。

アルツハイマー病の初期に必発するのは記銘・記憶障害である。きのうの出来事や、今日は何月何日何曜日か、あるいは、いま何時といった時間も判らなくなる。もの忘れもひどく、人の名前や財布の置き場所が思い出せず、ガスや水道の後始末、お金の計算、電気器具の使い方などもむずかしくなる。

自分と他人の区別がつきにくく、鏡現象といって鏡に映った己れの姿に話しかけ、物を渡そうとする症状もでてくる。そのうちに意欲、判断、感情、人格などの障害が顕著となり、最後は高度の認知症におちいり寝たきりとなって死に至る。レーガン元大統領も末期はナンシー夫人が誰だかわからなかったようだ。

アルツハイマー病を発見したアルツハイマー博士はドイツのフランクフルト市立療養所に精神科医として勤務し、とくに患者の症状と病理解剖を結びつける研究に没頭した。

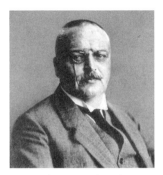

アロイス・アルツハイマー
（1864〜1915）

1901年11月、51歳の主婦が入所してきた。彼女はその年の春から家事の間違いが多くなり、家計にも無頓着《とんちゃく》になった。やがて近所のドアを叩き回る異常行動があらわれたため、療養所に連れてこられた。それから数年して寝たきりになった彼女は1906年4月、褥瘡が悪化して死亡した。

アルツハイマー博士は彼女の脳の病理学的検索をおこない、マクロでは著明な脳萎縮を、ミクロでは脳神経細胞の消失と、現在「老人斑」と呼ばれるシミのような蓄積物の沈着、それに「神経原線維変化」と呼ばれる病変を認めた。この年の11月、アルツハイマー博士はこの観察記録をまとめてチュービンゲンで開催された南西ドイツ精神医学会に報告した。これが医学史上名高いアルツハイマー病の最初の報告例である。なおアルツハイマー博士はあまりに多忙で健康を害し、51歳で病死している。

最近ではかなり病態が明らかになったが、根本的な予防と治療はなお未開発のままである。対症療法としてアリセプトをはじめ多くの治療薬が登場しているが、早期発見して投与しないと十分な効果が得られないようである。飲料水に溶けたアルミニウムが危険因子ともいわれており、子どもたちには紙やビン詰めのジュースを与えるほうが安全であろう。

第VIII章

逆風の時こそ
凧は高く上がる

大正天皇の健康障害

　明治天皇の皇子明宮（大正天皇）が明治12年8月に青山御産所で生誕されたときは大変な難産だった。生母は早蕨典侍柳原愛子である。矢数道明著『漢方治療百話』によると、宮は生後数時間して白目をむき、けいれん発作をおこした。発作は頻繁で切迫した状態だった。宮中では漢方を信ずる女官が多く、洋方は忌避されていたから漢方医の浅田宗伯が呼ばれて拝診した。宮は鼻翼呼吸を呈し、泣き声もかぼそい。全身に発疹がみられ、一見して重篤なことが判った。そこで宗伯は海人草に甘草と大黄を加えたいわゆるマクリを投与して経過を見守った。しばらくすると呻吟がとまり発疹もしだいに消失したので宗伯は安堵した。

　ところが生後1ヶ月目の朝、お附きの女官が宮に沐浴をさせている最中に、にわかに口をすぼめ、全身けいれんを発した。再び呼ばれた宗伯が診ると、宮は痰をのどにつまらせ、呼吸が促迫している。宗伯は失敗したらその場で腹を切る覚悟で曲頭管という細い管を口唇に差しこみ劇薬の「走馬湯」を注入した。走馬湯とは猛毒の巴豆を砕き、これに杏仁を混ぜて熱湯で溶き、全身に活を与える秘薬である。

　注入をおえ、宗伯が息を呑んで見守るうちに宮は粘稠痰をしきりに吐いて呼吸が楽になった。唇の色が赤くなり、小さなクシャミをひとつして、だらりとひらいた両手を握りしめ生気を取りもどした。

　ところが生後2ヶ月目、宮は再び全身けいれんを発した。発作は昼夜4度に及んだ。再三召しだされた宗伯の手当てにより粘液様の下痢便が大量にでて発作はおさまった。

第75話

明宮の中毒性脳膜炎はその後の健康状態に重大な影響をおよぼした。とりわけ大正天皇として皇位を継いだ頃から体調の悪さが目立つようになり、大正3、4年頃には政務をとるのも難しくなった。この頃の天皇は外見上体格もよく体重も67.5キロあったが、日頃はいつもよ

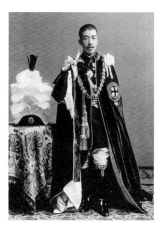

大正天皇（1879〜1926）
宮内庁肖像写真より

だれをたらし、ぼんやりとあらぬ方をみつめ、口をきくことは稀だったという。時の総理大臣 原敬は大正9年（1920）の日記の中で侍医の三浦謹之助博士の診断書を引用しながら、「陛下の御病気は御肉体にはあらずして御脳に在られる位は国民も悟る事」と皇室の前途を憂慮している。

大正10年、皇太子裕仁（後の昭和天皇）が摂政に任じられ、大正天皇は事実上の退位をされた。それから5年後の8月、神奈川県の葉山御用邸に転地療養されてからはベッド上でねたきりとなった。

大正15年12月13日、葉山御用邸で発熱をみた。16日からは38度5分を超える高熱がつづき、18日には気管支肺炎を併発した。22日午前零時頃から時々うわごとがあり、翌日には呼吸が促迫して喀痰喀出も困難となる。24日午後、体温は40度を超え、脈拍は頻数かつ触れにくくなった。25日、体温は41度まで上昇、午前1時25分、47歳で崩じた。死因は沈下性肺炎による心不全とされる。

「オギノ式避妊法」に迷惑した荻野久作

　妊娠中の妊婦は、さらに妊娠することはない。この原理を使って卵胞ホルモンと黄体ホルモンの割合を妊娠に似た状態に配合した経口避妊薬がピルである。きわめて強力な排卵抑制作用をもつが、血栓形成などの副作用もあるので注意を要する。

　女性の生理（月経）は 10 歳前後にはじまり、50 歳前後までおよそ 40 年間つづく。しかし、世界中の学者にとって、いつ排卵がおこるかは長い間、不明のままであった。

　欧米では 28 日型の月経周期が多く、月経がはじまってから 14 日後に排卵がおこるという説が信じられてきた。しかし、30 日型の多い日本人女性ではこの説があてはまりにくく、欧米の説は疑問視されていた。

　新潟市の産婦人科医荻野久作（1882〜1975）はこの謎にとりくんだ。久作は愛知県豊橋市の出身で、19 歳のとき、三河西尾藩の元漢学者荻野家に養子入りした。東大医学部を卒業後、産婦人科医局から新潟市の私立竹山病院に就職した。診療のかたわら黄体の研究をおこない、「排卵は月経の後におこるのではなく、月経前の 12 日から 16 日の間におこる」という新説を発表して世界の学会で認められた。

　この説はとりもなおさずヒト黄体の寿命を明らかにしたもので、受胎期や安全期の計算に科学的な根拠を与える基となった。「オギノ式避妊法」として流布したのは、他の産婦人科医たちによる荻野説の応用であって、決して久作が提唱したのではない。

　戦前は「産めよ増やせよ」の国策のもと、オギノ式による受胎が奨

励され、戦後は一転して人口抑制の
ため産児制限に利用されたのであ
る。

　オギノ式を実行するには長期間
基礎体温を計ってから避妊日を計
算するのだが、これはかなりむずか

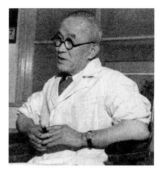

荻野久作
（1882〜1975）

しい。失敗例も多くあった。オギノ式の創始者と誤解された久作は、
生前、失敗した人たちからずいぶん恨まれ、迷惑をこうむったようで
ある。

　一介の開業医が世界的発見をなしえたのは、もちろん久作の学問に
対する情熱と執念によるのだが、もう一つ、当時は月経や性交をあけ
すけに口にするのがはばかられた時代だったにもかかわらず、彼の周
辺が都会の大病院とくらべて人間関係が濃密で、個人的な秘密をフラ
ンクに聴取できる雰囲気があったからであろう。

　カトリックは原則としてコンドームやピルなどによる人為的な避
妊を認めない。しかし、オギノ式だけはローマ法王（2019 年より教
皇）が例外として認めた唯一の避妊法である。

　大学教授ならば弟子たちが業績集などを出版してほめたたえてく
れたであろうが、久作は在野で一生をすごしたため、そのようなこと
もなく生涯をおえた。新潟市では久作の業績を記念して、彼が住んだ
病院の街区を《荻野通り》と名付けて顕彰している。新潟市の名誉市
民でもある。

大リーガー ルー・ゲーリッグの病

　アメリカ野球界不世出の名選手といえばベーブ・ルースとともに
ルー・ゲーリッグの名が挙げられる。

　ゲーリッグは 1903 年、ニューヨークに生まれ、20 歳のときニュー
ヨーク・ヤンキースに入団した。一塁手をつとめ、強打者として人気
を集めた。人柄もよく、ルーの愛称で親しまれた。ヤンキースでは 3
番ベーブ・ルース、4 番ルー・ゲーリッグの打順が定着してチームの
黄金時代を築いた。

　記録を調べると、1923 年から 39 年までの 17 シーズンで打率 3 割
4 分 1 厘、ホームラン 493 本（そのうち満塁ホーマー 23 本）の好成
績をのこしている。連続試合出場も 2,130 回におよび、34 年には三冠
王、最高殊勲選手の栄誉に 2 度輝いた。日米が険悪な仲になるまえの
1931 年と 34 年に全米選抜チームに加わって来日したこともある。

　この伝説的な大リーガーは、36 歳の年、筋萎縮性側索硬化症（amyo-
trophic lateral sclerosis；ALS）に冒された。ALS は運動ニューロン
の選択的変性が生ずるいわゆる運動ニューロン疾患（motor neuron
disease）の代表例で、医学界では通称アミトロと呼ばれる。世界的な
宇宙物理学者で英国ケンブリッジ大学教授の故・ホーキング博士も
患者として知られた。

　症状ははじめ手指の筋萎縮と筋力低下、それに筋線維束性の攣縮が
みられ、しだいにそれが四肢の筋肉におよぶ（二次ニューロン障害）。
一次ニューロン障害である錐体路症状も出現する。やがて舌の萎縮、
構語・嚥下および呼吸障害などの球麻痺症状がでて予後不良となる。

中年以降に発症し、男性にやや多い。わが国では紀伊半島に多発したことがあり、1974 年難病に指定された。

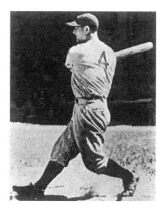

ヘンリー・L・ゲーリッグ
（1903〜1941）

ゲーリッグは 1939 年、手足の筋肉が萎縮して急激に打率が落ちた。診察の結果、ALS と判明し、この年に球界を引退した。

現代では人工呼吸器などの使用により延命が可能になったが、ゲーリッグの時代にはハイレベルな呼吸管理法もなく、発病 2 年後に 38 歳でこの世を去った。

アメリカ中の野球ファンがあまりに早い彼の逝去を悼み、翌年にはルーを偲ぶ伝記映画が製作された。ゲーリー・クーパー主演、サム・ウッド監督の『打撃王』（The Pride of The Yankees）がそれである。ビデオをみると不治の病に冒されたルーが観衆に別れを告げてヤンキー・スタジアムを去る感動的な場面が印象深い。1942 年度アカデミー編集賞をうけた。このようなことからアメリカでは ALS のことをルー・ゲーリッグ病と言い習わすようになり、いまでも一般のアメリカ人にはそう呼んだほうが通じやすい。

ワシントンを悩ませた総入れ歯

　初代アメリカ大統領に選ばれたのは《建国の父》と呼ばれたジョージ・ワシントンである。彼の肖像は1ドル紙幣の真ん中に描かれているが、よく見ると唇を一直線に結び、いかにも気難しい表情をしている。1ドル札のほか伝記や切手、コイン、絵画などに登場するワシントンの肖像はいずれも口許をきつく引き締めた厳しい顔つきである。

　ワシントンは若いときから齲歯に悩まされていた。伝記によると歯磨きを励行していたにもかかわらず22歳から次々に歯を失い、28歳ごろにはすでに部分義歯を使っていた。独立戦争の間も歯痛や義歯の不具合に悩まされ、いつも不機嫌だったという。

　50代で全ての歯を失い、ニューヨークの高名な歯科医に総入れ歯をつくらせた。大鹿の牙を削った人工歯を鉛合金製の歯床に埋めた総重量1キロの巨大な代物であり、上下の義歯は金属のコイル・スプリングで連結されていてバネの力で押しつけて固定する方式だった。

　コイル・スプリングは非常に強力だったので義歯が飛び出さぬようたえず顎を噛みしめていなければならなかった。最新の技術を駆使したにもかかわらず歯床は吸着力に欠け、安定性がなかった。食事の際は食物を噛んでいるのか、義歯を押さえているのかわからないくらいだった。

　義歯は口内に納まりにくく、強いて力を入れて噛み合わせると、唇が鼻の下からとびだした。しかも上下の義床が歯肉に食い込んでひどく痛い。ワシントンは食事中にナイフやフォークでテーブルを小刻みに叩く悪い癖があったが、食事が思うように摂れないことからくる苛

第
78
話

立ちだったといわれる。

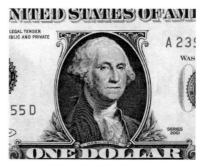

米1ドル紙幣の中の
ジョージ・ワシントン
（1732〜1799）

　ワシントンが58歳で初代大統領に就任した翌年、イギリスの実業家モルガンが彼に会見した。

　モルガンの印象記によると、「大統領は私がこれまで見たことがないほど気難しげな表情をしていた。唇を固く閉じ、顎を力一杯嚙みしめているようで、静かに座っていながら顔面の筋肉が最大限に緊張しているのが分かった」と大統領が入れ歯の不具合と顎関節や口腔粘膜にかかる負担によって苦しめられ、しかめっ面をしている状態を記述している。

　ワシントンは次第に演説することを好まなくなり、圧倒的な支持があったにもかかわらず、64歳のとき「告別の辞」を発表して、3期目の大統領候補を辞退した。それ以来、合衆国大統領の任期は2期8年を超えないというルールができあがった。ただし第2次世界大戦でルーズベルト大統領が4選された例外はあった。

　それにしても総入れ歯の不具合が原因で合衆国大統領3選禁止のルールができたとは、どこかユーモラスで、かつてのよきアメリカを思わせる。

第78話

リンカーンのマルファン症候群

　第16代アメリカ大統領リンカーンは1865年4月14日、ワシント
ンD.C.のフォード劇場で観劇中、俳優ジョン・ブースによってピス
トルで狙撃された。南部出身のブースは南北戦争の恨みをはらそうと
リンカーンを狙っていたのである。銃弾は大脳を斜め前に貫通して右
眼の後部に達した。弾の傷口から前方に飛び散った頭蓋骨の破片は左
大脳半球の前部に埋まり、翌日死亡した。56年の生涯だった。

　リンカーンは長身痩躯で背が193センチあり、その体型などからマ
ルファン症候群の不全型ではなかったかと推定された。この症候群は
細身で高身長、長い手足、脊柱弯曲、扁平胸、関節過伸展、極度の近
視などいくつか目立った症状がある。先天的な中胚葉性発育異常によ
る疾患であり、染色体の5番と15番に異常がみられる。およそ5千
人に1人の割合で発症するという。

　先年、ワシントンD.C.のリンカーン記念堂を訪れたとき、そこに
鎮座する彼の彫像を見上げて、その巨大さにおどろかされたが、よく
みると骨っぽい痩身で、マルファン症候群を疑われてもふしぎではな
いと思った。1990年、マルファン症候群の原因遺伝子はフィブリリ
ン(蛋白質の一種で、眼の水晶体や動脈の血管壁の結合織を構成する)
をコードする遺伝子に突然変異がおこるためと判明した(「コードす
る」とは、遺伝子情報、つまり塩素配列によって蛋白質のアミノ酸の
並び方を決めること)。

　リンカーンの頭髪、頭蓋骨破片、血染めのシャツのカフスなどはア
メリカの「健康と医学国立博物館」に保存されていた。そこで1991

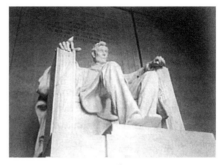

第16代米大統領エイブラハム・リンカーン
（1809～1865）
リンカーン・メモリアルにて

年から「リンカーン DNA 諮問委員会」が結成され、DNA 解析の倫理面、技術面、プライバシーなどが検討された。その結果、遺伝子の検索による診断をおこなうことになった。

2003 年に刊行された F. R. レイリー著『リンカーンの DNA と遺伝学の冒険 I・II』（高野利也 訳・岩波書店）には、果して彼がマルファン症候群あるいはその不全系であったか否かの詳細が記述されたので、同書からそのあらましを紹介してみよう。

リンカーンの DNA を検索した結果、マルファン症候群の原因となるフィブリリン遺伝子をコードする異常だけでなく、他の結合組織の蛋白質をコードする数種類の遺伝子にも異常がおこっている可能性が浮かび上がった。標的分子の見当がつかない段階でリンカーンの DNA 検索をしても成功は保証しがたいので委員会はフィブリリン遺伝子が徹底的に研究されるまで DNA 解析は始めないと結論づけた。

要するにリンカーンがマルファン症候群だったかどうかは不明であった。しかし著者の F. R. レイリーは色々な証拠を挙げてリンカーンがマルファン症候群であった可能性は高いと推測しており、いつの日かフィブリリン遺伝子の研究がさらに進めば証明できようと希望的観測を述べている。

J・F・ケネディ大統領の腰背痛

　ドイツ帝国に君臨したアドルフ・ヒトラーは見かけによらず酒が飲めなかったそうである。アメリカのトランプ大統領もほとんど酒が飲めず、有り余る精力をもっぱらツイッターによる唯我独尊（アメリカファースト）の発言にふりむけている。少しはワインでも飲んで言動を和（やわ）らげてはいかがであろう。

　第35代アメリカ大統領J・F・ケネディはイギリス産のドライジン「タンカレー・スペシャル（アルコール度47％）」を愛飲したそうだから、かなりの飲酒家だったようである。

　一方、ケネディは若い頃より長年腰背痛に悩まされていた。その臨床経過のあらましを国立病院機構鈴鹿病院の小長谷正明名誉院長が著わした『医学探偵の歴史事件簿』（岩波新書）や『100人の20世紀（上）』（朝日新聞社刊）などを参照しつつ述べてみよう。

　ケネディは1917年マサチューセッツ州で生まれ、1935年プリンストン大学に入学する。その翌年ハーバード大学に転校したのだが、フットボールの練習中、背中に受けた打撲がもとで腰背痛をきたすようになった。

　1941年、海軍に志願して中尉に任官するも腰背痛が強くなり、1945年にチェルシー海軍病院にて第5腰椎・仙椎間の椎間板ヘルニアの手術を受けた。だが結果は思わしくなく、症状は長らく改善しなかった。

　またケネディは同海軍病院でアジソン病（副腎皮質機能不全）と診

第80話

断され、大量のステロイド・ホルモンを投与されている。

　1954年、第5腰椎下の椎間板が完全に潰れていると判り、金属プレートによる脊椎固定術が施行された。だが術後感染症を惹き起こし、プレートを除去しなければなら

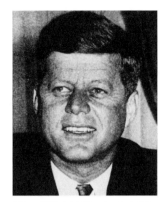

第35代米大統領J・F・ケネディ
（1917〜1963）

なかった。その後は腰部のコルセットや弾力包帯でやり過ごしていた。

　翌年、ニューヨークの内科医ジャネット・トラベル医師のことを耳にして診察を受けた。彼女は背筋の衰弱が引き起こす慢性痙攣と診断して圧痛点へ局所麻酔薬のノボカイン（塩酸プロカイン）を注入したところ症状の大幅な改善をみた。

　1961年、ケネディがニクソンを破り大統領に就任すると、ジャネット医師は大統領の私的主治医としてホワイトハウスに出入りするようになる。さらに彼女の示唆でロッキングチェア（揺り椅子）を使用するとすっかり気に入り、大統領専用機にまで持ち込むようになった。

　そして1963年、46歳のときテキサス州ダラスで遊説中、暗殺の銃弾に斃れたのはご存知の通りである。遺体の司法解剖をおこなったロサンゼルス検視局長トーマス野口の検死記録によれば、後頭部と右肩に撃ち込まれた3発の銃弾の角度や弾道の距離などの記述のほか、腰部に長さ15cmの陳旧性手術創があったと記載されている。

ポリオに罹ったアメリカ大統領

　第２次世界大戦の際のアメリカ合衆国大統領はフランクリン・D.ルーズベルト（Franklin Delano Roosevelt）だった。

　彼は 1882 年 1 月 30 日、ニューヨークのハイドパークに生まれ、1904 年にハーバード大学を卒業して 1910 年にニューヨーク州の民主党上院議員として政界入りした。1920 年の大統領選挙では民主党の副大統領候補となって出馬したが敗北した。

　その翌年、カナダの別荘で脊髄性小児麻痺（以下、ポリオ）を発症した。下半身麻痺に陥り苦しい闘病生活を余儀なくされたが、エレノア夫人の献身的な介護によって車椅子で移動できるまで回復した。

　しかしポリオで肢体不自由になったと世間が知れば、政治家としての将来は危うい。ルーズベルトは車椅子姿が目撃されることを極度に恐れ、自宅の周囲に樹木を茂らせて身を隠した。

　かつて日本全国の肢体不自由児施設には多くのポリオのこどもたちが入園していた。その後ポリオ・ワクチンの普及とともに WHO 世界保健機関は 2000 年に日本を含む西太平洋地域でポリオの撲滅宣言をした。2002 年にはヨーロッパ地域でも撲滅宣言が出され、現在では全世界の 99.9％まで撲滅されたとされる。しかしポリオ・ウイルスはなおもアフガニスタン、パキスタン、ナイジェリアの 3 ヶ国に常在するといわれ、インド、中国、西アフリカ、ケニア、ソマリアなどにも散発的な発症例があるらしい。

　ところでルーズベルトが患ったのはポリオではなく、実はギラン・

バレー症候群だったという説もある。しかし脳脊髄液の検査がおこなわれなかったので確かなことは判らない。

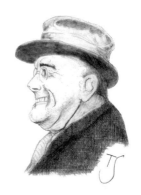

F・D・ルーズベルト
（1882〜1945）

　やがて自立歩行が可能となったルーズベルトは1928年に政界に復帰し、46歳でニューヨーク州知事に当選した。1929年、アメリカの株価大暴落に始まった世界的規模の経済危機（いわゆる"大恐慌"）がおこった。このときルーズベルトは第32代アメリカ大統領に選ばれ、《ニューディール政策》と呼ばれる革新的な恐慌対策と種々の社会改革を推進して最悪の経済危機を乗り切ることに成功した。

　第2次世界大戦が勃発したときアメリカは連合国側の支援に乗り出し、1941年に本格的に参戦した。大統領としてアメリカ史上初の4選を果たしたルーズベルトは強力な指導力を発揮して連合国側を勝利に導いた。

　チャーチル、スターリンとともに第2次大戦後の平和構想の立案に尽力したルーズベルトだが、大戦終了を目前にした1945年4月12日、脳出血を発症して死去した。享年63。

スターリンの脳出血

　グルジアの靴屋の子に生まれたスターリンは数々の権力闘争をくぐりぬけて旧ソ連邦の最高権力者にのぼりつめた。50歳頃から関節リウマチに悩まされ、医師たちは転地療養を勧めた。スターリンが目をつけたのは気候のよい黒海沿岸のソチだった。そこは海と山に囲われた肥沃の土地であり温泉も湧き出る。そこでソチに10億ルーブルの巨費を投じて豪華な別荘を構えて静養したが、リウマチ症状がどれほど改善したかは不明である。

　スターリンは1953年3月2日の午前3時ごろ、モスクワ郊外の別荘で脳出血の発作をおこした。大広間のソファの脇で絨緞（じゅうたん）に倒れて意識を失っていたところを発見され、急を聞いてクレムリンから大勢の医師が駆けつけた。心電図やX線写真を撮り、薬物注射が打たれた。別室では医学アカデミーの特別会議が開かれ、治療法の討議をおこない、その隣室でも別の医師たちが長時間かけて対策を協議した。しかし確たる治療方針を定めることができず、ただ混乱するばかりだった。政治警察長官のベリヤだけは足しげく病床を訪れて病人の顔をのぞきこみ、容態をたしかめていた。

　娘のスベトラーナの回想録によると、「父の最後の12時間に顔が黒ずんで人が変ったようになり唇も黒くなった。最後の1、2時間はゆっくり窒息していく過程であり断末魔の苦悶は恐ろしいばかりだった。最後の数分になって父は不意に目をあけ、無気味な目つきで周囲に立つ者をぐるりと見まわした。狂気とも怒りともつかず、ただ死への恐怖と自分の上にかがみこんでいる見知らぬ医師たちへの恐

怖に充たされた眼差しだった」。そ
して3月5日の午後9時半、突然左
手を上にあげ（左手はそれまで動い
ていた）全員を威嚇するごとき身ぶ
りをしたつぎの瞬間、魂は肉体から
離れ去った。享年74。

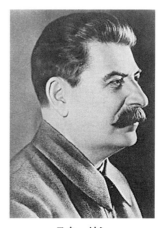

スターリン
（1879〜1953）

　側近のベリヤはのちに副首相と
なったが、腹心の看護師を病床に送
り込み、麻酔薬を嗅がせて失神させてから毒薬を注射したと告発さ
れ、政府転覆の罪で銃殺された。独裁者の死後3年経ってウクライナ
生まれのフルシチョフが強烈なスターリン批判をおこない、その35
年後の1991年にソ連邦は崩壊した。

　スターリンは猜疑心が強く、医師への不信感も強かった。クレムリ
ン病院の院長（レーニン勲章4回受章の医学界重鎮）が「高血圧のた
め特別食と絶対安静が必要」とベリアに告げると、これを聞いたス
ターリンは「わしを排斥する陰謀だ」と激高して「院長を牢屋にぶち
こめ」と叫んだ（小長谷正明著『医学探偵の歴史事件簿』岩波新書）。
高血圧が持続して脳動脈硬化が生じると血管壁が脆弱となり突然破
綻する。ことにせっかちで癇癪もち、他人の意見に耳をかさない性格
は脳出血をおこしやすい。スターリンもなにかに激怒して脳動脈瘤が
破れ、大きな脳出血をおこしたのであろう。

多病に悩まされたチャーチル

　1939年9月、第2次世界大戦が勃発した。翌年5月、英首相に就任したチャーチルは「私には血と労苦と涙と汗しか提供できない。全力をあげて戦い、あらゆる犠牲を払ってもナチスドイツとの戦いに勝利を得る」と演説して国民に奮起を促した。

　2ヶ月後にフランスが降伏、英国本土も連日ドイツ軍の空爆に曝されて国家は危機に瀕した。1941年、日本がハワイ真珠湾を奇襲攻撃して米国が参戦する。最強の味方を得たチャーチルは小躍りしてルーズベルト大統領と会談するためワシントン入りしたが、会談当日はげしい狭心症様発作に襲われた。それでも2日間鎮静剤と血管拡張剤でやりすごし、なんとか会談を終えた。以来、動脈硬化症に苦しむが、愛用のキューバ製葉巻だけは手放さなかった。

　1943年11月、エジプトのカイロに米、英、中の首脳が集まり、第1次大戦後に日本が占領した土地の放棄や返還をめざして日本が無条件降伏をするまで戦うことを確認し合った。この間チャーチルには喉頭痛があり一時は声もでないほど痛みが強かったが、吸入剤などで痛みを抑えながら会議をこなした。

　12月11日、帰国の途に着き、途中、チュニジアの首都チュニスに立ち寄ったが、高熱を発して急性肺炎に倒れた。急きょ英本国から医師団が派遣され、当時フレミングが発見したペニシリンによる肺炎治療がはじまった。奇跡の新薬の効き目はめざましく、肺炎は劇的に改善して無事帰国することができた。同時にペニシリンは一躍世界中の脚光を浴びた。

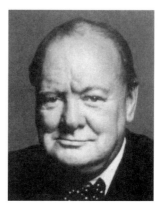

ウインストン・チャーチル
（1874〜1965）

　1945年2月、クリミヤ半島の保養
地ヤルタにルーズベルト、チャーチ
ル、スターリンの3首脳が集まり日本
の命運を決める会談が開かれた。
ルーズベルトは重病をおしての出席
であり、健康なのはスターリンだけ
だった。同年7月から8月にかけて第
2次大戦後の世界処理をするため英、米、ソのポツダム会談がひらかれ
た。チャーチルは意気揚々と出席したが、会談期間中の7月上旬、英国
で総選挙があり保守党が敗退したためチャーチルはポツダム会談から退
けられた。チャーチルはうつ状態に陥りひたすら絵を描いてやりすごした。

　1949年、最初の軽い脳卒中発作が生じた。翌年、発作が再発して
一時は口がきけなかったが徐々に回復する。1951年、国内問題で労
働党が倒れ、動脈硬化で苦しむチャーチルは二度目の首相を務めた。

　しかし就任2ヶ月後に三度目の脳卒中が発症する。長期の休養後に
不自由な左脚を引きずって議会にあらわれたが、記憶力は減退して舌
がもつれ、つじつまの合わない答弁をくりかえした。

　1955年、81歳のとき首相を辞任、ケント州の広大な別荘に引きこ
もった。しかし心臓発作をくりかえして次第に恍惚状態となり、頭が
ハッキリしているのは1日2、3時間というありさまだった。1959年
10月にまたもや脳卒中の発作がおこり、次第に衰弱して1965年1月
24日に死去した。享年90。

第IX章

やってみせ
言って聞かせて
させてみせ
ほめてやらねば
人は動かじ

胃がんに苦しんだ三菱の総帥・岩崎弥太郎

　土佐藩の貧しい郷士の子だった岩崎弥太郎は負けず嫌いの少年時代を経て、筋骨たくましい青年に成長した。体力に恵まれ、酒も強かった。藩の長崎土佐商会で出会った坂本龍馬の大志に影響されて海運業に身を投じる。維新後は【九十九商会（三菱商会）】を興し、台湾出兵、西南戦争の軍事輸送を一手に引きうけて巨万の富を得た。

　明治14年、47歳のとき、長年のストレスと飲酒がたたって胃の不調に悩まされた。この頃、薩長藩閥政府は海運業を独占する【三菱汽船】を憎み、三井財閥と組んで【共同運輸】を設立、三菱と同じ航路を運行して対抗した。両者は海上輸送にしのぎを削り、社長の弥太郎も陣頭に立って社員を督励した。

　それから3年たち、胃痛と食欲不振はさらに悪化して大量の胃液を吐いた。伊豆の温泉で療養していたが、共同運輸との競争は激しくなるばかり。やむなく東京の別邸《六義園》に戻ったが、当時屈指の名医といわれた池田謙斉（初代の東大医学部綜理）の診察を受けたところ、病名は胃がんで余命4ヶ月と判った。

　弥太郎は「わしも男だ。治るか治らんか本当の病名を教えてくれ」と迫ったが、謙斉は真の病名を知らせず、親族にも本人に胃がんと伝えることを禁じた。

　病人の腹部は胃液の貯留で膨満し、太いゴム管で胃液を吸引する処置が頻繁におこなわれた。豪胆な弥太郎もこれには音をあげたが、闘志は衰えず、病床で社員の報告をうけつつ【共同運輸】に打ち勝つ戦略を練った。

　明治18年元旦、病床で正装した弥太郎は毅然として社の幹部と年

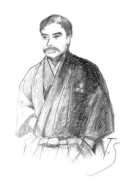

三菱の創立者・岩崎弥太郎
（1835〜1885）

賀の挨拶を交わしたが、その後病勢はいちだんと増悪した。胃液の吐瀉は毎日のようにつづき、2月4日には百回もの吐瀉がおこった。モルヒネ注射により一時、苦痛は治まったが、2月6日にまた吐瀉が始まった。7日未明、付き添いの弟 弥之助が悄然としているのをみて、「病人のわしが自分を励まし、気を爽快に保っているのに看病人のおまえが気を塞いでどうする！」と叱るほど気力があった。

しかし7日午後4時、突然、呼吸停止したので医師団は何度もカンフル注射をおこない、ようやく呼吸が戻った。同日午後6時、親族たちが枕元に集まると弥太郎は最後の力をふりしぼり、「わしは東洋男子として恥ずかしくない奮闘をつづけてきたがライバルとの闘争が解決せぬままこの世を去るのはいかにも残念だ」といい、三菱は嫡流を重んじるゆえ、長男久弥を後継者に、弟の弥之助は久弥の後見役につくよう遺言をした。

そのあと「ああ、腹の中が裂けそうだ。もう何もいわん！」と叫んで歯をくいしばり、宙を睨んだ。午後6時30分、医師団に一礼するかのように右手をあげて、そのまま呼吸が止まった。享年52。それから半年後、政府は【三菱汽船】と【共同運輸】を合併させることによって両社の争いを収めた。それが今日の【日本郵船】である。

爆弾テロに二度遭った大隈重信

　明治 22 年（1889）10 月 18 日午後 4 時 5 分、外務大臣大隈重信（52 歳）が乗る馬車が霞ヶ関の外務省表門の前まできたとき、突然現れた暴漢がハンカチに包んだ小型爆弾を馬車に投げつけた。爆弾は大音響を発して爆裂、大隈は火煙に包まれて重傷を負い、直ちに外務省庁舎に運び込まれた。

　このとき偶然にも外務省門前を海軍軍医総監の高木兼寛が通りかかった。高木は突然の爆裂音に驚いて遭難者の後を追い省内に入った。応接室に横たわった大隈のズボンを切り裂き怪我の状態を診ると、右脛骨骨幹部は破砕し、右下腿内果と右膝関節に爆創があり、所々に破砕骨片が迷入していた。革バンドで大腿を緊縛して出血をとめ、救急箱のモルヒネを注射した。

　犯人は福岡の玄洋社社員で国粋主義者の来島恒喜（31 歳）であり、その場で頸動脈を切り裂いて自刃した。

　急報により陸軍軍医総監の橋本綱常、宮内庁侍医局長の池田謙斎、順天堂医院長の佐藤進、東大お雇い教師のベルツなど当代の名医がつぎつぎに駆けつけた。一同は「大腿部で切断するほかない」と緊急手術をおこなうことで意見が一致する。執刀者はベルリン大学出身の外科の国手佐藤進と決まった。庁舎の一部屋が臨時手術室となり盆栽台を応急の手術台にして骨太の巨漢、身長 180 cm の大隈が台上に括りつけられた。以下、筆者の恩師 村地俊二博士から寄贈された村地俊二・羽場俊英 著「大隈重信遭難事件と切断肢に関する研究」（日本赤十字愛知短期大学紀要 12，2001）にもとづき、手術の概要とその後

の経過について述べて
みよう。

19時50分、ベルツ
によってクロロホルム
麻酔がかけられ手術が
始まった。まずメスで

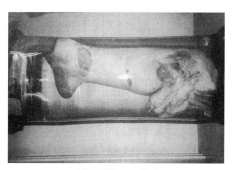

大隈重信の切断肢
故 村地俊二博士撮影による

右大腿皮膚を魚の口状に切離する。ついで大腿下3分の1に輪状皮切をくわえてから動脈と静脈を結紮して切断したうえ筋肉を切断する。さらに大腿骨膜を剝離し大腿骨を遠位3分の1にて鋸でギシギシと切り離した。出血のないことを確かめたのち皮下と皮膚縫合をおこない、創部断端にホルムガーゼドレーンを挿入して20時35分に手術は終った。切断された右下肢の長さは53cmあった。術後管理は日本赤十字病院が主体となっておこなわれ、術後15週で手術瘢痕は1銭銅貨ほどに縮小して完治した。

大正5年1月12日、大隈は二度目のテロに遭った。自動車に乗って首相官邸から私邸に帰る途中、爆弾2個を投げつけられた。幸い不発弾だったのでテロは未遂におわった。犯人は土佐出身の立憲青年自由党幹事長下村馬太郎（26歳）ほか9人だった。

大隈は85歳で亡くなるまでの32年間、米国製の右下肢義足を装着して過ごした。また切断肢を「わが分身」と称して自邸にもちかえり来客に披露していた。その後「大隈の脚」は樹脂加工され、平成11年から佐賀市の大隈家菩提寺に安置されたとのことである。

東郷元帥の喉頭がんラジウム治療

東郷平八郎は弘化4年（1848）、薩摩藩士 東郷吉左衛門の4男として生まれた。長じて薩摩海軍に入り戊辰戦争に出陣、維新後はイギリスのウースター商船学校に留学した。その後、日清戦争を経て海軍大将に昇進すると、「弱兵を率いるときは強敵に遭遇せず、強兵を率いると弱敵に当たる勝ち運のよい将軍」という評判が立った。日露戦争がおこると海軍大臣山本権兵衛は東郷の運を見込んで連合艦隊司令長官に抜擢する。期待たがわず日本海海戦でロシアのバルチック艦隊を完膚なきまでに殲滅して一躍「東洋のネルソン」と世界に名を馳せた。

東郷は若い頃から酒豪だった。酒席では「男なら酒を飲め」と豪語し、晩年も興に乗れば深夜遅くまで来客と酒を酌み交わした。

明治44年（1911）2月、65歳の東郷は、伏見宮依仁親王夫妻が英国王の戴冠式に参列した折、乃木希典陸軍大将と共に随行して英国へ渡った。帰途、単独で米国に立ち寄ったが、途中、下腹部痛を発症した。8月中旬、ニューヨーク在住の日本人医師から膀胱結石と診断され、帰国後は投薬で痛みを抑えていた。過激な運動は控え、もっぱら伊豆の湯河原温泉で静養につとめた。

しかし大正3年（1914）に膀胱結石が再発したため同年11月13日、東京帝国大学病院（以下・帝大病院）で手術を受けた。執刀者は佐藤三吉教授。手術は48分間を要し、結石2個を摘出した。

昭和8年になると喉の痛みを訴え、伊豆の伊東温泉で保養したが症状はおさまらない。帝大病院の増田教授の診察をうけ、同年12月25

日に喉頭がんと診断が確定した。喫
煙と過度の飲酒が喉頭がんを招い
たと思われる。本人と家族に病名が
告知され、翌年の米寿にむけて準備
が進んでいた祝賀会も中止となっ
た。

　主治医の帝大病院加藤直次郎博
士から、がんの進行が遅いので充分
に加療すればあと1、2年は大丈夫

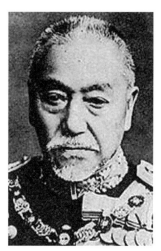

東郷平八郎
（1848〜1934）

といわれたが、すでに食事が喉を通り難く、がんの摘出手術も不可能
だった。治療は本人了解のもとにラジウムの照射がおこなわれること
になった。全国の海軍病院と大学病院、東京市近辺の諸病院から全量
千3百mg、価格35万円にのぼるラジウムが集められた。

　ラジウム治療は帝大病院放射線科主任の中泉助教授と海軍軍医学
校レントゲン科教官の横倉軍医中佐によって昭和9年1月から3月ま
で59回おこなわれた。この間使用されたラジウムの総量は6万3千
mgに達した。しかし3月に患った気管支炎で体力を消耗し、持病の
膀胱結石も再発したためラジウム治療は中止となった。

　5月に入ると水分も通りにくくなり、同月29日には脈搏微弱、呼
吸困難となり午後11時半、意識が混濁しはじめた。病床の周りの子
や孫に手をさしのべ、しきりになにか話そうとするうちに昏睡状態に
おちいり、翌30日午前7時、永眠した。享年87。

奇人研究者・南方熊楠

　生物学の泰斗、南方熊楠（1867〜1941）は旧制和歌山中学を卒業して18歳でアメリカに渡り、南北アメリカの山野を歩いて植物採集に没頭した。ことに粘菌の研究は独創的であり、当時だれもこれに着目する者はいなかったから、盛名は世界中に知れ渡った。アメリカ政府はその学術的功績を讃え、準国賓として厚遇した。

　次いでイギリスを訪れ、大英博物館の嘱託となった。だが、短気な性格だったらしく、ここで外国人を殴ったことがある。それから曲馬団の書記となって世界各地を流転、粘菌の収集をつづけた。おかげで彼は13ヶ国語を流暢にしゃべれるようになったという。

　キューバを旅回りしているとき、革命が勃発し、熊楠はさっそく革命軍に加わって政府軍と闘った。銃撃戦のさなか、左胸に盲貫銃創をうけたが、奇跡的に救われた。

　33歳のとき帰国して、郷里和歌山の海辺にある田辺町中屋敷に南方研究所を設けると、社会と絶縁して研究に没頭した。朝8時、人々がこれから活動しようとするとき、彼は研究室を出て寝室で眠りにつき、人々が家路をたどる夕方6時頃になると研究室へ入った。

　大正3年、イギリスのオックスフォード大学で開かれた万国菌学大会では紀州菌の詳細を発表し、収集した6千余種の粘菌類の標本を展示して世界の学者たちを驚かせた。世界中の粘菌の三分の二は熊楠によって記録されたという。

　昭和13年、70歳頃より体のあちこちが具合悪くなった。彼には持病の萎縮腎があったが、医者にかかるのが嫌いで不摂生な毎日を送っ

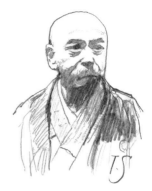

南方熊楠
（1867〜1941）

ていた。昭和 16 年 8 月、折からの強い台風が南紀を襲った。熊楠は素っ裸で培養中の菌類の整理をしていたため風邪を引き、これがもとで気管支炎をおこして臥床した。一度は回復したかに思われたが、12 月になるとふたたび悪化して全身衰弱が著しくなっ

た。また、この頃便所で倒れて後頭部を打ち、脳挫傷のため右手の麻痺をおこし、筆記が不自由になった。12 月 28 日、病状が重くなり、あくる 29 日午前 6 時半、不帰の人となった。享年 74。

　遺言により大阪医大の解剖学助教授らが頭部のみの解剖をおこなった。その場所も大学の剖検室ではなく、南方邸の庭の縁台の上だった。彼の脳は 1,500 g あり、平均より 100 g ほど重かった。

　平成の世になって京大の扇谷助教授と阪大の米田教授らが阪大に保存されていた熊楠の脳を MRI で調査した。その結果、右側海馬に顕著な萎縮があり、彼のさまざまな奇矯な行為は側頭葉てんかんと関わりがあったかもしれないと米国神経学会誌に報告している。

　破天荒な生涯を送った巨人熊楠は、これからも各方面から研究され、ますます名を高める人物となろう。

待ち伏せされた山本五十六の長官機

　海軍軍人山本五十六（いそろく）（1884〜1943）は長岡藩士の息子に生まれ、明治37年に海軍大学校を卒業する。その後2度の渡米を経て米国の生産力や石油資源の豊かさから日本の国力は米国に到底かなわぬと認識した。

　昭和12年、米内光政（よないみつまさ）海軍大臣の次官に就任したとき、山本は日独伊三国同盟の締結に猛反対した。

　「わが国が独伊と三国同盟を結べば米国と戦争になる。かの国とは国力の差が大きすぎて戦さをすればわが国は滅びる」と主張したのだ。だが世間からは「腰抜け五十六」と批判され、マスコミもドイツ・ヒトラーの勢いに呑み込まれたかのように三国同盟を支持した。

　皮肉なことに昭和14年、山本は連合艦隊司令長官に任命され、日米戦の先頭に立たされた。

　このとき山本は戦争をしながら戦争を終結させる講和を考え、短期決戦でハワイ真珠湾を攻撃する作戦を上層部に提案した。「真珠湾に集結するアメリカの全艦隊を叩けば1年位はもちこたえます。その間に和平交渉にもちこんでください」

　昭和16年12月8日、山本は真珠湾への奇襲作戦に成功して大戦果をおさめ、全国民を熱狂させた。だが最大の標的だった米空母はたまたま真珠湾に不在であり、米海軍は戦力を失うことなくもちこたえた。それまで戦争参加をためらっていた米国民は"Remember Pearl Harbor!"を合い言葉に総力を挙げて戦争準備にとりかかった。ミッドウェー海戦では日本空母4隻を撃沈、ソロモン諸島南端のガダルカ

第88話

ナル島争奪戦では壊滅的打撃を与
えて総反攻の転機をつかんだ。

　山本が図った戦力優位のうちに
早期講和をするという道はまった
く閉ざされ、その先の見通しをもた
たないまま、大本営はずるずると戦
争の泥沼にはまっていった。

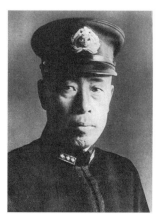

山本五十六海軍大将
（1884～1943）

　昭和18年4月、山本は南西太平
洋のラバウル基地におもむき、同月18日朝6時、前線の視察と激励
のため護衛戦闘機6機に守られて基地を飛び立った。搭乗1時間半
後、ブーゲンビル島上空高度3千mで突如ロッキードP38双胴戦闘
機が10数機あらわれた。日本軍の暗号を解読した米空軍が山本の長
官機を待ち伏せして襲いかかったのだ。あわてた護衛戦闘機隊は空中
戦の最中、長官機を見失った。

　翌19日の夕刻、捜索隊がジャングルの中に墜落した長官機を発見
した。周辺には焼け焦げた死体が散乱していたが、なぜか山本の遺体
だけは林の中に突っ込んだ長官機の座席に座っていた。下顎部からこ
めかみにかけて銃弾が貫通した跡もあった。享年60。

　山本は死を覚悟してみずから最前線の巡視に飛び立ったとの説も
ある。また最近発見された米史料によると最高機密である長官の行動
日程が古い乱数表を使った暗号電報（しかも山本の実名入り）で作成
されていたという旧海軍のずさんな情報管理が判明している。

がん告知の先駆け

　明治期の思想家として有名な中江兆民（1847〜1901）は土佐藩の足軽の子として生まれた。明治4年、司法省から派遣されてフランスに留学、欧州の自由民権運動に感化された。明治23年、第1回の総選挙で衆議院議員に選ばれたのだが、土佐派の裏切りに憤激して議員を辞職した。

　その後、資金かせぎのため、鉄道事業など様々な分野に手を出したが、いずれもうまくゆかず、貧乏生活に甘んじた。晩年は国民党などを組織したものの、政府と馴れ合いに傾く政党のありかたに絶望して党活動を離れた。

　兆民は多血多感で、直情径行。竹を割ったような気質で、曖昧模糊としたことを憎んだ。たえず理想に燃え、直言をはばからず、そのため人に煙たがられた。なにかしようと一所懸命なのだが、決まって失敗した。このようなタイプの者は、他人との交際が下手である。そもそも性格的に引っ込み思案なのに、むりやり人とつきあうから、表情や仕草がなんとなく不自然になる。兆民の場合、才能と知識がきわだち、その自分を愛していたから、他人がばかばかしくみえて仕方がない。

　子どもの頃から独りで字を書いて遊ぶのが好きであり、いつもはおとなしいのに、時として外にむかって爆発した。弟がいじめられて泣いて帰ると、仕返しにとびだし、いじめっ子に怪我をさせたこともある。

　長じてからも、他人と交わるよりは独りでいたほうがずっと楽しい気分でいることができた。相手を容れないとか、嫌がっている訳では

なく、兆民のほうから離れてしまうのである。現代の孤独な者が陥りがちな「閉じ籠り型」の人物だったのかもしれない。

兆民はまた、医者にがん告知を迫った最初の人として知られる。

明治34年の年初、兆民は喉(のど)の具合が悪くなった。どうもがんらしいが主治医の耳鼻咽喉科医はそうはいわない。兆民は正直に病名をいってほしいと頼んだ。あまり真剣に頼むので、その年の4月、主治医はとうとう「病名は喉頭がん」と告げた。

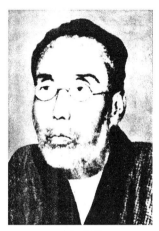

中江兆民
(1847〜1901)

すると兆民は動揺するどころか「あと何ヶ月生きることができるんですか」と質(ただ)した。「余命はあと一年半、長くて二年」主治医がそう答えると、「ほう、そんなに生きられるのですか」

悦んだ兆民は一切の社会活動から身を引き、書斎に引き籠って『一年有半』という著作を上梓した。この本が思いがけずベストセラーになり、それまでなにをやってもうまくゆかなかった兆民の懐をうるおした。さらに『続一年有半』を出版した頃には手も麻痺して筆談すら意のままにならず、明治34年12月13日、54歳をもって他界した。遺体は遺言にもとづいて病理解剖に付された。その結果、喉頭がんではなく食道がんが喉頭部を圧迫していたものと判明した。

正岡子規の脊椎カリエス

　俳人の正岡子規（1867〜1902）がはじめて喀血をみたのは明治22年5月9日だった。翌日、医者に肺結核と診断された。それまで子規は人並み以上に強健で日本各地を旅行したが、喀血以来、文学の道に進むことにした。

　明治23年、24歳で東京帝大哲学科に入学。翌年、国文科に転科して小説『月の都』を書いたが認められず、明治26年、東京帝大を中退して日本新聞社に入社した。

　日清戦争が勃発すると、従軍記者を志願して明治28年春から1ヶ月ほど旅順などの戦線を視察した。帰りの船中で恐れていた大量の喀血をみたため、5月下旬、神戸の病院へ入院して2ヶ月間治療をうけた。8月に静養のため故郷の松山へ帰り、夏目漱石と同じ下宿で暮らして親交を深めた。同年10月19日、病は小康状態になったので松山を出発、須磨に到着したところ、突然、激しい腰痛に見舞われて歩行困難をきたした。須磨でしばらく療養すると痛みがおさまったので奈良まで足をのばした。

　翌明治29年1月、腰痛がひどくなり主治医の宮本 仲医師にリウマチといわれて治療をうけた。そのうちに起坐が不自由になり、宮本医師から脊椎カリエスと診断された。すでに胸腰椎部の変形をきたし、巨大な寒性膿瘍ができていた。

　主治医の紹介で、東京帝大病院外科の佐藤三吉教授が東京・根岸の《子規庵》で療養する子規の許に往診することになった。3月27日、佐藤教授の手で流注膿瘍の穿刺がおこなわれた。太い套管針（トローカール、Trocar）が腸骨窩に刺入され、大量の膿汁が排出された。子

第90話

規は身を震わせて痛みに耐えた。

　その後、1週間ほど楽になったが、経過はおもわしくなかった。カリエスに合併した圧迫性脊髄症と寒性膿瘍の混合感染により背部と殿部に形成された5ヶ所の瘻孔（ろうこう）から絶え間なく膿汁が排出した。

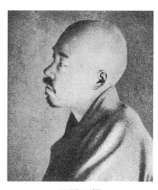

正岡子規
（1867〜1902）
国立国会図書館
「近代日本人の肖像」より

　出戻（でもど）りの妹律（りつ）が黙々と瘻孔の処置をおこなった。包帯交換は毎回1時間近くかかる大仕事で、排膿をぬぐい、油薬をぬり、脱脂綿で覆い、その上に油紙を載せ、またその上を綿で覆い、そのあとに包帯をする。これが終わると律は不潔物を抱えて始末し、再度使用する包帯の洗濯をした。

　だが子規は献身的に看病する律を、「同感同情なき木石（ぼくせき）の如き女なり」と罵倒した。寝たきりで、寝返りも這うこともままならず、天井から吊るした命綱を頼りに母親や妹の助けを借りて体動をおこない、拷問のようなガーゼ交換に絶叫して耐える毎日だったから、妹に当たりちらすしかなかったのだろう。

　明治35年9月19日の夜半、子規は病床で静かに眠っているようにみえたが、老母が蚊帳の外からしきりに声をかけたとき、すでに死亡していた。享年36。脊椎カリエスと診断されてから6年あまりの命であり、死ぬまで病床で座ることも立つこともできなかった。

夏目漱石のカルテ

　明治の文豪夏目漱石は幼名を金之助といい、生後間もなく四谷の古道具屋に里子にだされた。しかもガラクタと一緒にザルに入れられ、毎晩四谷大通りの夜店に曝（さら）されていた。たまたま通りかかった姉が見かねて家に抱いて帰った。だが父親は赤ん坊を悦ばなかった。老境にあった父は大政奉還、幕府瓦解という激変の時代についてゆけず、ひたすら扶養家族を減らすことで頭が一杯だった。不幸なことに金之助が生まれる少し前、夏目家は軍用金調達と称する黒装束の八人組に押し入られ、小判五十両を強奪された。しかも金之助は「この日生まれた子は大泥棒になる」という迷信のある庚申（こうしん）の晩に生まれた末っ子だった。名前の金の字は《庚申の呪い》を避ける厄除けとしてつけられた。つまり漱石は生まれながらに呪われた子として年老いた父に拒否された忌まわしい過去があった。

　漱石の『夢十夜』には、その苦悩がいくつも描かれている。例えば第三夜は目の潰れたわが子を背負う男の話である。背中の子は顔も声も子どもだが、言うことは大人そのもの。目が見えぬのに周囲の様子が判る。我が子ながら恐ろしくなる。この先どうなるか判らぬからどこかへ棄ててしまおうと男は考える。だがその心中さえ見透かされてしまう。それでも神社に棄てにゆく。棄てられたのは自分であり、親になった自分が子どもの自分を棄てるという奇怪な夢である。だがこれほど漱石の深層心理をくっきりとあらわした夢もあるまい。

　さらに幼い漱石の心を傷つけたのは2歳のとき新宿二丁目の遊女屋を管理する塩原家に養子に出されたことである。10歳で生家に戻さ

れたものの、その頃夏目家の家運はさらに傾き、金之助はたえず邪魔者扱いにされた。こんな仕打ちをうけた屈辱から漱石が『夢十夜』にことづけて「よくもおれを捨てたな」と父に復讐する話を書いたとしても不思議ではない。

　明治23年（1890）、23歳で東京帝国大学に入学したときの身体計測では身長158.7 cm、体重52.3 kg、胸囲79 cm、握力右40 kg・左31 kgと良好な体格だった。

　漱石は酒を飲むとすぐ真っ赤になるほど下戸だった。しかし甘い物に目がなく、ビスケットや落花生を砂糖で固めた駄菓子が好物だった。汁粉も10代からの好物で、毎晩下宿の前に汁粉屋が来たので欠かさず食べた。29歳で鏡子と結婚すると、朝食はいつも紅茶と砂糖をつけたパンだった。アイスクリームも大好きで、自宅の裏庭にアイスクリーム製造機まで置いていた。33歳で英国留学を命ぜられ2年間ロンドンに滞在する。その間、5回下宿を変え、必死で勉強したためストレスが昂じ、神経衰弱におちいった。

　帰国後は甘いものばかり摂りすぎて胃弱になり、医者に胃潰瘍と診断された。消化酵素薬のジアスターゼ（アミラーゼ）など多種類の胃ぐすりを試したが効能はあまりなかった。それでも執筆に倦むと茶の間の戸棚をしきりに探して饅頭や羊羹を食べた。

　明治43年6月、43歳の漱石は連載小説『門』を執筆中に胃の調子がおかしくなり、『門』を脱稿した6月6日に東京の長與胃腸病院を受診、胃潰瘍と診断されて6週間入院した。この間、腹部を2枚のコ

y

第91話

ンニャクで温めたが、火ぶくれができるほど熱く、漱石は「痛いこと
おびただしい」と悲鳴をあげた。

　退院後も安静が必要といわれ、8月6日に伊豆の修善寺温泉へ療養
に出かけた。だが宿に入って8日目の8月17日に100gの吐血をみ
た。19日にも180gの吐血があり、鏡子夫人が駆け付けた。24日に
はゲェーッと不気味な音を立てて500gの血を吐いて人事不省に陥っ
た。激しい吐血で夫人の着物が血に染まった。のちに《修善寺の大患》
と呼ばれた重病のはじまりである。

　急をきいて多くの友人や門人が宿に駆けつけた。東京から呼ばれた
専門医がカンフルを打ち続けた。「漱石危篤」の電報が各地に打たれ
た。医者が「こどもを呼んだらどうか」と小声で周囲に漏らすと、前
後不覚のはずの漱石が急に目を開け、「呼ばなくていい」といった。

　手厚い治療と看護で8月末にようやく快方に向かい、始めて口にし
た粥を味わった漱石は、「こんなに旨い物はない」と悦びにひたった。
10月11日に特製の舟形寝台に横たわって東京へ戻った。ただちに長
與胃腸病院に運ばれ、約4ヶ月半入院した。

　退院後の翌年8月、関西講演旅行の直後に胃潰瘍が再発した。すぐ
に大阪市今橋3丁目の湯川胃腸病院に入院、8月14日に同院を退院
して帰京した。しかしストレスが嵩じて痔を病み、神田錦町の佐藤病
院で手術をうけた。

　大正2年3月、46歳のとき3度目の胃潰瘍が再発して2ヶ月ほど
自宅で病臥した。度重なる胃潰瘍のため、痩せが目立ち、髪や髭も
すっかり白くなって老け込んだと鏡子夫人は述懐する。

　大正5年の正月、手足にリウマチ様の痛みを覚えた。4月に東大物
療内科の眞鍋嘉一郎博士の診察を受けて検尿したところ、痛みはリウ
マチのためではなく糖尿病によるものと診断された。約3ヶ月間、服

薬と食餌療法をきちんとつづけ、「糖尿病はだいぶよくなった」と悦んでいる。

だが大正5年11月22日、4度目の胃病が生じた。この日、辰野隆・久子夫妻の結婚式に出席して洋食と好物の南京豆をポリポリ頬張った。すると翌日、突然、激烈な胃痛が生じた。それから数日間、自宅で絶食していたが、11月28日夜、床の上に起き上がると同時に「アァー」と一声叫んで大量の吐血をきたし意識を失った。腹部が太鼓のように膨れあがり、医師は胃腸に内出血が生じたと診断した。食塩水注射と滋養浣腸によって小康を得た。

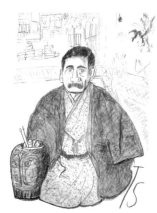

夏目漱石
（1867～1916）
岡本一平（画家・岡本太郎の父）の
『漱石先生之像』より模写

12月2日の午後、排便の際に強く腹圧をかけたところ、突然倒れて再度の大出血をおこした。主治医の真鍋博士は、絶対安静と面会謝絶を命じたが、12月9日午後6時、危篤状態に陥った。漱石は臨終間際に苦しがり、胸元をひろげて、「ここに水をかけてくれ」と頼んだ。看護師が霧を吹きかけると白目をむいて午後6時50分にこと切れた。享年49。生前「死ぬときは苦しみに苦しみ、こんなことなら生きているより死んだほうがよいと納得してから死にたい」といったが、その言葉通りの凄絶な最期だった。

翌日、遺体は東京帝大病理学教室の長與又郎教授の執刀により病理解剖がおこなわれ、死因は重症の胃潰瘍と判定された。

不思議人・宮沢賢治

　詩人で童話作家の宮沢賢治は明治29年（1896）岩手県花巻に生まれた。賢治が生涯悩まされたのは肺結核だった。発病したのは大正7年6月末、22歳のときである。岩手病院で肋膜炎の診断をうけ、約1ヶ月間静養した。日本女子大に在学中だった2歳年下の妹トシも同じ年に肺結核で倒れ、東大分院に入院していたから兄妹で家族内感染の疑いがもたれる。トシは故郷へ帰り療養したが、大正11年11月23日、24歳の若さで亡くなった。賢治は妹の死に、押入れに首を突っ込んで慟哭したという。

　ところで彼の生涯は、いちじるしく気分の高揚した時期と、比較的鎮静した時期とが交互にあらわれたことで特徴づけられる。

　結核で入院中に片思いにおちいった看護婦との結婚を熱望して、両親から反対されるとひどくふさぎこんでノイローゼ（神経症）になったり、教師時代、演劇活動に熱中して、生徒とともに一度に四本立ての芝居を上演し、おわると大道具・小道具を校庭で燃やして生徒らと乱舞したり、生徒の掃除した廊下を土足で歩き、窓を越えて職員室へ出入りしたり、春画をもってきて皆で鑑賞したり、あるいは法華経に感動するあまり、家族、親戚、友人知人に日蓮宗への入信をしつこく勧めて周囲を困惑させたり、日蓮法難650年記念日の夜、花巻の町を太鼓を叩きながら「ナムミョウホウレンゲーキョウ」と大声をあげて歩き回ったり、セロ弾きに熱中してセロを抱えて上京、専門家の特訓をうけたりするなど、周期的にハイな状態が出現している。

　実際、賢治の描いた『月夜のでんしんばしら』の絵などをみると、

第92話

かなりマニアックな性格を感じさ
せる。

　精神科医の福島章博士は賢治の
こうした行動と性格を分析して、気
分の高揚と沈下をくりかえす、いわ
ゆるクレッチマーの循環気質（Zyklo-
thymie, cyclothymia）であると診断
している。

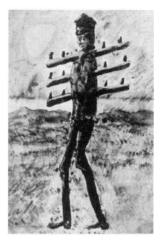

『**月夜のでんしんばしら**』
宮沢賢治（1896〜1933）自身の画

　賢治は昭和 3 年の旱魃<ruby>旱魃<rt>かんばつ</rt></ruby>に際して各
地の村を奔走し、疲労のあまり夏頃より発熱と発汗に苦しみ、昭和 4
年の 1 年間はほとんど病臥した。昭和 5 年の春からようやく床をはな
れることができるようになり、昭和 6 年 9 月上京したが、神田駿河台
の旅館八幡館で高熱を発して倒れ、またもや臥床する身となった。

　昭和 8 年 9 月 20 日、容態が急変し、急性肺炎と診断されたが、夜
7 時頃、肥料相談にきた村人があったので衣服を改め 1 時間ほど正座
して応対した。あくる日の午前 11 時半、多量の喀血があり、午後 1
時半、息が絶えた。享年 37。

　それにしても生前、ほとんどかえりみられなかった詩人が、二十世
紀前半を代表する文学者となり、ますますファンを獲得しているのは
いったい、どういう現象であろうか。その作品『風の又三郎』同様、
まことに不思議な人物というほかない。

死にとりつかれた太宰治

　一度でも自殺を図った者は、そのときの苦しみを恐れて二度と死のうとはしまいと一般には思われるが、精神科医によれば、それは俗説だという。死を希求する者は一度や二度の失敗にめげず、なんとか自殺を成し遂げようと何度でも試みるという。『斜陽』『桜桃』『人間失格』などの名作をあらわした作家太宰治も死にとりつかれ、生涯に五度も自殺を図った。

　最初は20歳になった昭和4年12月10日の夜、弘前で睡眠薬のカルモチンを大量に服用して昏睡状態におちいったが助かった。自殺の動機は、この年もっとも親しんだ弟が敗血症で死んだことや、2年前に自殺した芥川龍之介の影響があったようだ。

　太宰には、自分の顔へのナルシシズムがあり、いくつか自画像を描いたり、自分の顔写真をしきりに撮らせた。また自分の顔が心酔する芥川に似ていないかと芥川の肖像写真に似せた角度やポーズでおさまった写真が何枚もある。

　二度目は昭和5年1月28日夜、鎌倉の海岸で銀座のカフェ《ホリウッド》の女給田辺あつみと一緒にカルモチンを大量に飲んで心中を図り、女給は死んだが太宰は助かった。

　三度目は昭和10年3月16日、26歳のとき。この夜、鎌倉の鶴ヶ岡八幡宮近くの山の中腹で靴ひもを使って首をくくったが、これも未遂におわった。同年4月、太宰は急性化膿性虫垂炎をおこして東京・阿佐ヶ谷の外科病院へ入院した。虫垂炎はさらに腹膜炎に進展して重態に陥った。さいわい手術によって回復したが、痛みをやわらげる目

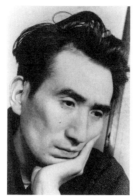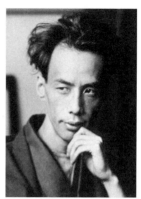

太宰（左）**と芥川**（右）
太宰は芥川に似せたポーズの写真をいくつかとらせた

的で使った麻薬の鎮痛剤パビナールが習慣性になった。これは阿片アルカロイドの一種である塩酸オキシコドンと塩酸ヒドロコタルニンの合剤で、モルヒネの約4倍強い作用がある。太宰は薬局まで出かけて注射薬を買い求め、日に数アンプル、毎日のように自分で皮下注射をしたため重症のパビナール中毒におちいった。さすがの太宰もこの中毒症状を治さねばと考え、昭和11年2月、東京芝の済生会病院へ入院した。しかし夜間無断外出などをして症状を悪化させ、全治しないまま10日あまりで勝手に退院してしまった。心配した家族は約1ヶ月間、東京武蔵野病院に強制入院させて中毒症は治癒した。

　四度目は昭和12年3月、28歳のとき、同棲していた小山初代と群馬県の谷川温泉でカルモチンによる心中を図ったものの、未遂におわった。なお初代も無事だった。

　五度目は昭和23年6月13日から14日の早暁にかけて山崎富栄とともに、玉川上水で入水心中を図った。6月19日に二人の死体が発見されて、こんどこそ本物の自殺を遂げた。その日は奇しくも太宰の誕生日だった。

医師で詩人の整形外科教授

　わが国ではじめて冬季オリンピックが開かれたのは札幌市であり、このとき札幌五輪の歌を作詞したのは故 河邨文一郎札幌医科大学整形外科教授だった。

　河邨文一郎は1917年、北海道小樽市に生まれた。父の河邨百合人は小樽港で開業する北海道で最初の整形外科医だった。長男文一郎は1934年に北大予科医類へ進学したが、在学中は生来の文学好きから『北大文芸』に加わって文学活動にいそしんだ。

　日中戦争がはじまった1937年、金子光晴の詩集『鮫』と出会い、衝撃をうけた。文学活動を詩一本に絞ることを決意した文一郎はすぐに上京し金子に師事した。

　1941年8月、北大医学生として「無医村診療隊」に加わって北海道後志の島牧村を巡回する。このとき生まれてから一度も立ったり歩いたりしたことのない脳性麻痺児に出会った。感受性の鋭い青年詩人は、この子どもらをなんとかしなければと整形外科医の道を歩む決心を固め、肢体不自由児療育に心血を注いでいた東京大学整形外科の高木憲次教授の許にゆき、同大医局に籍をおいて脳性麻痺の療育に傾注した。

　戦後の1952年、札幌医大整形外科教授に就任すると、初志を貫ぬこうと同年に開設された北海道整肢学院（現・北海道立子ども総合医療・療育センター）の初代院長を兼任、翌年から肢体不自由児の入所を開始した。以来、16年にわたって院長を務め、肢体不自由児の療育と施設の充実に尽くした。

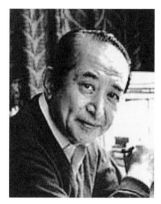

第 94 話

故 河邨文一郎教授
（1917〜2004）

河邨教授はハンサムなジェントルマンで、札幌薄野のクラブではホステスたちのあこがれのまとだった。筆者も若い頃、整形外科学会で座長を務める河邨教授の謦咳（けいがい）になんども接して、そのほれぼれするような声と落ち着いた物腰に魅了された。作家で整形外科医だった故 渡辺淳一も河邨教授の愛弟子の一人である。

学問の分野で国際的に幅広く活躍された教授だが、NHK 札幌放送局から札幌オリンピックの歌をつくるよう依頼されると、出来上がった歌詞『虹と雪のバラード』はトワ・エ・モアが歌ってレコードに吹き込まれ、40 万枚も売れるヒット作となった。

教授は北海道詩人協会の代表理事を務めたり、詩壇の芥川賞といわれる《H 氏賞》の選考委員長を歴任したりしたが、学生時代の詩人仲間から『君は医者もやるそうだね、いい趣味だね』といわれたかったそうである。詩集に『無名戦士の墓』『ニューヨーク詩集』『河邨文一郎詩集』など多数がある。享年86。

不死身の力道山

力道山といっても今の若い人たちには誰のことやら判らぬかもしれない。彼は 1950 年に相撲の力士から転向したプロレスラーで、昭和 30 年代の英雄であった。

朝鮮生まれの力道山の本名は金信洛、日本名を百田光浩といった。彼は熊のような大男ぞろいの外人レスラーを相手に、その必殺技の空手チョップをくり出し、次々になぎたおした。彼の勇姿を白黒テレビで目にした多くの日本人はさぞかし胸のすく思いをしたであろう。当時の少年たちは、だれもが空手チョップの真似をして力道山にあこがれたものである。

その力道山が、昭和 38 年のある日、あっけなく死んだ。39 歳の若さだった。まったく突然の死であり、私共は、なぜ、あの不死身の人が、といぶかったものである。

当時の噂では、力道山がやくざと喧嘩をして刃物で刺され、その傷がもとで腹膜炎をおこして死んだ、といわれた。その後も、彼の死因をめぐってさまざまな噂が取沙汰された。

たとえば、力道山は刃物で腹を刺されたとき、出血多量で死んだのだ、とか、匕首で切られた傷が小腸に達し、その傷がもとで腹膜炎を引きおこし、容態が急変して絶命した、とか、あるいは、腸に達する切創の手術は成功したが、翌日から茶を飲ませろ、水を飲ませろと本人が騒ぎ立て、周囲の者がこれを抑え切れずに与えたため、傷が化膿して敗血症をおこした、といったたぐいの噂である。

いずれにしても、その死因はどこか謎に包まれている感があった。

第95話

力道山の死から
30年あまり経って
全く別の死因説を
目にした。しかも
思いがけない真相
である。

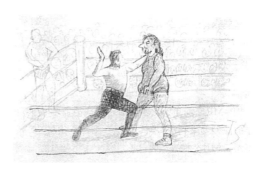

空手チョップをくり出す力道山
（1924〜1963）

　それは岐阜大学麻酔科の土肥修司教授が著わした『麻酔と蘇生』（中公新書 1993 年刊）の中に記されていた。この書によると、力道山が暴漢に刺されたのは事実だが、そこから先がちがう。

　土肥教授は次のように述べる。「力道山の死は、出血でもショックでも何でもなく、単に手術をした病院で麻酔を担当した外科医が気管内挿管に失敗したことであった。もちろん気管内挿管ができなかったことが、力道山が死ぬ必要条件でもまた十分条件でもない。問題は、筋弛緩薬を使用したために、外科医が気管内挿管の失敗を繰り返していた間、呼吸ができなかった（人工呼吸をしなかった）ことによる無酸素状態が死亡の原因であった。」

　これを読んで筆者の長年の疑問は氷解した。力道山のような力あふれる闘士がめったなことで、あのようにあっけなく死ぬはずがない。やはり事故による悲劇がおこったのだ。いくら不死身の男でも酸素を絶たれては生きてはいられない。

　土肥教授はこの事実をアメリカにいたとき、力道山の麻酔現場で医学生として目撃した医師から教えられたといっている。

第X章

高く飛ぶためには
思いっきり低くかがむ
必要がある

第1回のノーベル賞医学・生理学賞

　明治・大正期の偉大な医学者北里柴三郎は熊本県阿蘇郡小国郷北里村に生まれた。父親の惟信は総庄屋を勤めた温厚な人格者だったが、母親の貞は男勝りの女性で、9人兄弟姉妹の長男である北里はもっぱら気性の激しい母親に躾けられて育った。

　18歳のとき熊本医学校に入学。3年後、同校のオランダ人教師マンスフェルトに勧められて東京医学校（のちの東大医学部）に進学する。家が貧しかったので牛乳会社でアルバイトをしながら31歳で卒業した。内務省衛生局にはいりベルリン大学のコッホ研究所に留学する。

　1889年、北里はそれまで不可能とされた破傷風菌の純粋培養に成功したのち、破傷風の血清療法を創始して世界の研究者を驚嘆させた。この研究により免疫や抗毒素のメカニズムが明らかとなり、後年のワクチン療法の発展に大きく貢献して多くの命を救うことにつながった。

　その後、コッホの助手をつとめたエミール・アドルフ・フォン・ベーリング（1854〜1917）が北里の研究成果に基づきジフテリアの血清療法を完成させ、師のコッホに先んじて第1回のノーベル医学生理学賞に輝いた。共同研究者の北里も当然受賞するはずだが、なぜか受賞対象から外された。理由は定かでないが、おそらく当時の欧米科学界は東洋人に対するいわれなき偏見があり、極東に住む日本人の才能や業績に目をむけようとしなかったのであろう。

　帰国後の北里は東京芝公園内に日本最初の伝染病研究所（伝研）を

第96話

創立する。在任中、北里は香港にお
けるペスト菌の発見をはじめ、近代
医学の巨人の名にふさわしい数々の
業績をあげた。北里は生来、強情で
頑固で負けず嫌い。身近な人たちか
らカミナリ親父と恐れられたが、そ
れでいてユーモラスで愛嬌があり、
熊本弁丸出しの話しぶりと行動力で

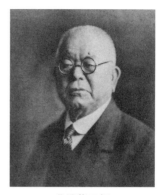

北里柴三郎
（1853〜1931）
国立国会図書館
「近代日本人の肖像」より

周りの人々を魅了した。豪胆でありながら研究ぶりは緻密かつ細心、
研究以外でも万事に凝り性で物事を徹底的に解明せねば気が済まぬ
質だった。それゆえ外部の者には誤解され、敵をつくりやすかった。

　1914年、時の大隈重信内閣は突然、伝研を文部省・東大に統合さ
せる方針を発表する。20年間手塩にかけた伝研を事前になんら相談
なく東大の下に合併させる事態に怒った北里所長は政府に激しく抗
議した。そして伝研を辞職すると直ちに私財を投じて芝白金三光町に
北里研究所を設立した。伝研職員もこぞって辞職して北里に従った。
その後、北里研究所は北里大学をはじめ多くの研究機関を運営する一
大医療センターとして発展する。晩年の北里は慶応大学医学部の創
設、日本医師会の立ち上げといった業績を挙げたが、1931年6月、
脳出血をおこして急逝した。享年78。北里研究所内にはコッホ・北里
神社が建てられ、柴三郎は神様として祀られた。また1915年に建設
された北里研究所本館は愛知県の明治村に移築保存されている。

流行らぬ整形外科開業医の世界的発見

インスリンを発見したカナダのバンティングは牧師を志望していたが、幼友達の女性が糖尿病で死去したことに強いショックをうけ、神学を学ぶより医療の道に進もうとトロント大学で医学を修めた。

大学を卒業した年に第1次世界大戦がはじまり、軍医として欧州の前線にゆき、除隊後は整形外科医としてトロント小児病院に就職、脊椎や四肢の疾患と取り組んだ。

29歳のときオンタリオ州の小さな町ロンドンで整形外科医院を開業した。しかしカナダの田舎町では専門性の高い整形外科医の需要はほとんどなく、医院は少しも流行らなかった。二宮睦雄著『インスリン物語』によると開業してひと月後の収入は4ドルしかなかったという。美しい恋人もいたのだが、彼の前途を見限って去ってしまった。

丸山工作 編『ノーベル賞ゲーム―科学的発見と実話―』（岩波書店 1989年刊）によると、1920年10月30日、バンティングは西オンタリオ大学の図書館へゆき、新着の外科産科学誌を読んでいてたまたまアメリカ・ミネソタ大学病理学部のモーゼス・バロン博士が著した「ランゲルハンス島と糖尿病について」と題する論文が目にとまった。そこには「犬の膵管を結紮しておくと膵臓の外分泌部が萎縮する」という記述があり、ふとアイデアがわいた。

「もし犬の膵管を結紮して6〜8週間後に膵臓を取り出せば、消化酵素で壊されない有効成分が得られるかもしれない」

バンティングはこのアイデアをもとに実験をしたいとトロント大学生理学教室のマクラウド教授に申し込んだ。だが研究歴も生化学の

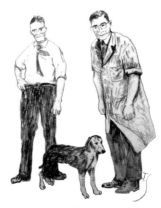

第97話

バンティング（1891〜1941）と
助手のベスト（右）、膵臓を除
去した実験犬

技術もない田舎町の整形外科医に
なにができるか、と相手にされな
かった。再三懇願したところ、教授
が夏休みで2ヶ月間スコットランド
へゆくから、その間だけ研究室を使
わせてやろうと許可が下りた。

　よろこんだバンティングは早速、
医学生のベストを助手にして1921
年5月から実験を開始した。そして9週間で早くも犬の血糖値を下げ
る有効物質（インスリンと命名）を抽出することができた。

　翌年1月、トロント総合病院に入院した糖尿病で瀕死の少年にイン
スリンを投与して一命を救う成果を挙げたバンティングはマクラウ
ド教授とともに1923年のノーベル医学生理学賞を受賞した。だが助
手のベストが受賞しなかったことからバンティングは教授に反感を
抱き、授賞式に出席しなかった。

　国連は2007年より毎年11月14日を《世界糖尿病デー》に設定し
たが、その日はバンティングの誕生日だった。なおバンティングは第
2次世界大戦中は航空医学の研究に従事していたが、41年2月21日、
ニューファウンドランド島上空で飛行機の墜落事故のため死去した。
享年49。

幻のノーベル賞

大正時代に医学分野で独創的な仕事を成し遂げながらノーベル賞を逸した偉大な研究者がいた。東京帝国大学病理学教室の山極勝三郎教授（1863〜1930）である。

教授は実験助手の市川厚一（1888〜1948）とともに数匹のウサギの耳に長期間（150日から300日以上）コールタールを塗りつづけ、1915年、人工がん発生に成功する。この画期的な成果に対して1926年度ノーベル医学生理学賞候補に挙げられた。

しかしながら山極教授より2年早く、デンマーク・コペンハーゲン大学病理学教室のヨハネス・フィビガー教授がネズミの胃壁に扁平上皮がんを作っていたから、ノーベル賞はそちらへいってしまった。

ネズミにゴキブリを食べさせると、ゴキブリに寄生する線虫がネズミの胃壁に棲みつき、胃の粘膜に刺激を与えて扁平上皮がんを発生させるという説である。ところが多くの研究者が追試したにもかかわらず、フィビガーの胃がんは再現できなかった。

実はネズミの胃壁にできたのは単なる乳頭腫に過ぎなかったのである。これぞノーベル賞も誤りを犯すという実例であって、正真正銘のタールがんを作った山極教授はノーベル賞を貰い損ねた。これに懲りた選考委員会はがん研究に対してきわめて慎重になり、この分野からは40年近く受賞者がでなかった。

もう一つ、戦前のヨーロッパでは東洋人に対する偏見が強く、日本人にノーベル賞を与えるのは時期尚早という意見が選考委員にあったようだ。こうして山極教授の業績は正統な評価が与えられず、幻の

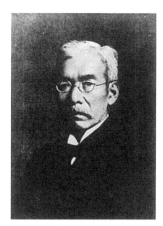

山極勝三郎教授
（1863〜1930）

ノーベル賞に終わってしまったのである。

　山極勝三郎は信州上田市の出身で旧姓は山本。1879年、山極家に養子入りして1888年に帝国大学医科大学を卒業する。1891年に同大学の助教授となり、翌年ドイツに留学して病理学の大家ウィルヒョーに学んだ。1894年に帰国後、母校の病理学教授に就任した。

　ところで筆者はインターンを終えて間もないフレッシュマンの頃、長野日赤病院整形外科で4年間お世話になった。長野に赴任する前から信州人は教育熱心で理屈好きが多く、風呂を焚く老婆さえ薪をくべながら岩波書店発行の雑誌『世界』を読む土地柄ときかされた。たしかに信州では理屈っぽく粘っこい人が少なくなかったが、静岡市で温温育った筆者にはかえって好ましい御国柄であった。

　旧上田藩の下級武士の家に生まれた山極勝三郎も、目的に向かってとことん突き詰めねば気が済まぬ性格の持主であり、世界的な業績が生まれたのも、最後まで決して投げだそうとしない粘り強い実験精神によるものと思われる。ノーベル賞こそ逸したが、ドイツの医学界は「鉄の意志をもったヤマギワ」と称賛して同国の権威あるノルドホーフ賞を与えた。

実は日本人が発見していたピロリ菌

　健康なヒトの胃には強力な胃酸（pH1〜3）が存在するため、このような過酷な環境下で生き続ける細菌は存在しないと考えられてきた。ほとんどの医療人も、まさか自分たちの胃液の中に菌が生息しているとは思わなかった。

　1984年、オーストラリアのバリー・マーシャル博士とロビン・ウォーレン博士によってヒトの胃の中に棲むピロリ菌が発見された。ピロリ菌はウレアーゼを産生して胃酸に抵抗し、しぶとく生存していたのだ。菌はヘリコプターのように数本の鞭毛をくるくる回してアルカリを吐くので「ヘリコバクター・ピロリ（*Helicobacter pylori*）」と名づけられた。バリー・マーシャル博士は実際にピロリ菌を飲んで胃潰瘍ができるかどうかを試してみた。その結果、奥さんに向って「すごくいい知らせだ。ぼくの胃に細菌が棲みついた！」と叫んだそうである。奥さんもさぞかし気味の悪い心地がしただろう。博士の胃潰瘍は3週間ほどで自然に治ったとのこと。

　その後、ピロリ菌の慢性感染はヒトの胃炎、潰瘍、さらに胃がんや胃リンパ腫など消化器の悪性腫瘍の原因になることが突きとめられ、発見者のバリー・マーシャルとロビン・ウォーレン両博士は2005年度のノーベル医学・生理学賞を受賞した。

　胃潰瘍や胃がんは日本人に圧倒的に多く、わが国の消化器病専門医たちは「胃腸の診療にかけては世界の最先端」と自負していた。しかし常識の虚を衝かれて外国の医師にノーベル賞をさらわれてしまった。この受賞は、「すべての既成概念は一度疑ってみよう」という昔

からの教訓をあらためて私共に突きつけたことになる。

　筆者はかつて消化器検診をうけてピロリ菌陽性と判定された。それまでピロリ菌の除菌について耳にはしていたが今一つ信用できなかった。だがノーベル賞を受賞したと知って治療にふみきり、菌が陰性となったおかげで高齢に達した今も胃の調子はまずまずである。

　ところで世界で最初にピロリ菌を発見したのは実は日本人医師の小林六造博士（1887〜1969）だったときいたので、泉孝英編『日本近現代医学人名辞典』や北里研究所のホームページなどで業績を調べてみた。

　小林六造博士は1913年に京都帝大を卒業したのち北里研究所の助手を務め、コペンハーゲン血清研究所に留学した。1919年、猫から採った菌をウサギに感染させ、胃潰瘍が生じたことを英文の寄生虫学雑誌に報告し、この潰瘍は除菌で改善することを確かめた。当時の学説は「ヒトの胃に細菌は住めない」とする世界的な潮流があり報告はみとめられなかったが、博士は後年、慶応大学細菌学教授に就任して活躍された。現在、日本ヘリコバクター学会では《小林六造記念ヘリコバクター賞》を設けて博士の先駆的な業績を顕彰している。

　ピロリ菌の存在など知る由もなかった江戸時代の貝原益軒は著書『養生訓』の飲食篇に、「暴飲暴食のあげく強い薬を使って自分の腹の中を敵味方の合戦場とするのは胃の気を損なうものである」と書いて脾胃（胃腸）の大切さを説いた。合戦場の敵とはピロリ菌のことだったのだろうか。

iPS 細胞と再生医療の将来

　2007年11月、京大・山中伸弥教授の研究グループが世界ではじめてヒトの皮膚から人工多能性幹細胞（以下、iPS細胞）を創りだすことに成功した。山中チームの成果がどんなに画期的だったかは米ホワイトハウスからいち早く成功を祝うメッセージが届いたことや、ローマ法王庁（現・教皇庁）から受精卵を使わず倫理に反しない点が評価されたこと、あるいはドイツがん研究センターから山中教授に対して「マイエンブルグ賞」（賞金五万ユーロ）が授与されたことで判る。

　iPS細胞の作製に必要な遺伝子を皮膚細胞に組み込む際、発がん性のあるウイルスを使う点が懸念されたが、山中チームはこれを使わぬ手法にも成功した。ただしウイルス使用の安全性にはなお課題が残るようだ。

　山中教授は1962年大阪府生まれ。神戸大学医学部を卒業後、国立大阪病院整形外科の研修医として働いていた。このとき担当したリウマチの女性が高度の関節変形をきたした重症患者で、ベッド脇に置かれた健康なときの写真とは見る影もない姿にショックをうけたという。こうした患者を救うには基礎研究が欠かせないと1989年から4年間、大阪市大大学院に在籍して基礎研究に励んだ。93年に雑誌の求人広告に応募して米グラッドストーン研究所に留学、遺伝子操作マウスの研究に没頭した。

　1996年に大阪市大助手、1999年から奈良先端科学技術大学院大学の遺伝子教育センター助教授、2003年に同教授に就任。翌年、京大再生医科学研究所の教授に招かれ、2006年8月、世界で初めてマウ

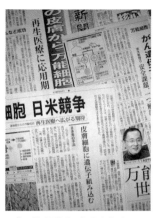

『万能細胞』成功を伝える
全国各新聞記事

スの皮膚からiPS細胞の創成に成功
してヒトiPS細胞の創出に結びつい
た。

　2010年、京大iPS細胞研究所長に
就任、その2年後にノーベル医学生
理学賞に輝いた。

　いまやiPS細胞の成果は21世紀
の再生医療の各分野で将来の夢を
呼んでいる。理化学研究所などでは2014年にはじめてiPS細胞から
作った網膜の組織を加齢黄斑変性症の患者さんに移植した。視力の大
幅な改善はむずかしかったが視野のゆがみが改善されたといい、今後
の臨床研究が期待される。大阪大学の生物化学工学分野では、iPS細
胞からヒトの網膜組織を全自動で作る装置を開発中という。

　慶応大学の循環器内科ではiPS細胞から心筋細胞を作り、心筋梗塞
などの患者さんに移植する治療研究が進められている。また慶応大学
整形外科では交通事故や産業災害、あるいはスポーツ事故で脊髄損傷
をきたした患者さんが再び自力で歩けるようにとiPS細胞を用いて脊
髄神経の機能再生を図る臨床研究がおこなわれている。このほか、
パーキンソン病、糖尿病、血小板減少症、ALS（筋委縮性側索硬化
症）、角膜疾患、歯科疾患など多方面にわたるiPS細胞の臨床応用が
進行中であり、患者さんたちの希望につながるようぜひとも成功させ
てほしいと願っている。

Index

索引

あ

iPS 細胞	228
芥川龍之介	212
明智光秀	62
浅野内匠頭	96
アルツハイマー	168
井伊直弼	114
胃潰瘍	207
医学天正記	70
胃がん	77, 192
生沢クノ	156
位牌	78
医療訴訟	160
岩崎弥太郎	192
岩佐又兵衛	48
インフルエンザ	16
上杉謙信	58
宇喜多秀家	72
ALS	176
えびす	10

お岩さん	88
黄色腫	5
大石内蔵助	99
大岡越前	112
大隈重信	154, 194
大谷吉継	26
大村益次郎	130
小笠原 登	26
荻野久作	174
荻野吟子	156
オギノ式	174
織田信長	60
オリンピック	214

か

解体新書	110
勝海舟	148
脚気衝心	87, 149
加藤清正	64
河邨文一郎	214

がん告知 ……………………… *202*

関節リウマチ ……………… *152*

感染症 ………………………… *23*

顔面神経麻痺 ………………… *90*

巌流島 ………………………… *54*

義歯 …………………………… *178*

義足 …………………………… *195*

北里柴三郎 …………………… *220*

木下正中 ……………………… *160*

巨人症 ………………………… *53*

吉良上野介 …………………… *96*

筋萎縮性側索硬化症 ………… *176*

緊張性迷路反射 ………………… *9*

九相図巻 ……………………… *46*

ゲーリッグ …………………… *176*

ケネディ ……………………… *182*

小石川養生所 ………………… *105*

皇女和宮 ……………………… *148*

口唇裂 ………………………… *106*

喉頭がん ……………………… *196*

光明皇后 ……………………… *34*

コスマスとダミアン ………… *132*

小林六造 ……………………… *227*

コレラ ……………………… *28, 164*

近藤 勇 ……………………… *134*

さ

西郷隆盛 …………………… *142, 144*

坂本龍馬 ……………………… *138*

相良知安 ……………………… *122*

佐々木小次郎 ………………… *54*

さらし首 ……………………… *100*

シーボルト …………………… *128*

死後硬直 ……………………… *36*

死体 …………………………… *46*

司法解剖 …………………… *2, 183*

島津斉彬 ……………………… *116*

釈迦 …………………………… *8*

瀉血 …………………………… *108*

障害等級 ……………………… *32*

上顎がん ……………………… *89*

肖像画 ………………………… *142*

ショパン ……………………… *162*

支離滅裂 ……………………… *44*

新選組 ………………………… *134*

身長 …………… *18, 62, 78, 162*

杉田玄白 ……………………… *110*

スターリン …………………… *186*

相撲 …………………………… *14*

西南戦争 …………………… *28, 144*

関 寛斎 ……………………… *126*

脊椎カリエス ………………… *204*

赤痢 …………………………… *117*

切断 ………………………… *128, 130*

切断肢再接着 ………………… *132*

施薬院全宗 …………………… *68*

施浴 …………………………… *34*

全身麻酔 ……………………… *106*

た

大樹寺 ………………………… *78*

大正天皇 ……………………… *172*

索
引

当麻蹴速 …………………… *14*

平 清盛 …………………… *22*

高木兼寛 ……………… *161, 194*

高橋瑞子 ………………… *157*

高嶺徳明 ………………… *106*

太宰 治 ………………… *212*

多指症 …………………… *66*

谷風 ……………………… *16*

チャーチル ……………… *188*

チャイコフスキー ……… *164*

ツタンカーメン …………… *6*

低身長 …………… *57, 80, 150*

てんかん ………………… *198*

天璋院篤姫 ……………… *146*

伝染病 …………………… *65*

ドイツ医学 ……………… *122*

東郷平八郎 ……………… *196*

糖尿病 ……………… *20, 209*

徳川家定 ………………… *86*

徳川家重 ………………… *84*

徳川家康 ………………… *76*

徳川将軍 ………………… *78*

徳川綱吉 ……………… *80, 98*

徳川吉宗 ………………… *82*

豊臣秀吉 ……………… *66, 68*

トルストイ ……………… *166*

な

中江兆民 ………………… *202*

夏目漱石 ………………… *206*

ナポレオン ……………… *154*

認知症 …………………… *67*

濃化異骨症 ……………… *150*

脳出血 …………………… *186*

脳性麻痺 …………… *10, 44, 84*

脳卒中 ……………… *83, 146*

脳内出血 ………………… *58*

ノーベル賞 … *220, 223, 224, 226, 229*

野見宿禰 ………………… *14*

は

梅毒 ……………………… *138*

白内障 …………………… *42*

バテシバ ………………… *40*

ハンセン病 ……………… *26*

バンティング …………… *222*

BMI ……………………… *19*

土方歳三 ………………… *136*

ひょっとこ ……………… *91*

ピロリ菌 ………………… *226*

フィビガー ……………… *224*

藤原道長 ………………… *20, 25*

藤原武智麻呂 …………… *24*

フロイス ………………… *60*

ベーリング ……………… *220*

ペスト …………………… *38*

弁慶 ……………………… *36*

法医学 …………………… *102*

ボードイン ……………… *131*

歩行 ……………………… *92*

戊辰戦争 ………………… *126*

ポリオ …………………… *184*

本多銓子 ················ 158

本能寺 ················ 60

ぼんのくぼ ················ 101

ポンペ ················ 124

本間玄調 ················ 128

ま

正岡子規 ················ 204

松本良順 ················ 120, 135

曲直瀬玄朔 ················ 70

曲直瀬道三 ················ 70

マルファン症候群 ················ 163, 180

みずおち ················ 154

南方熊楠 ················ 198

宮沢賢治 ················ 210

宮本武蔵 ················ 52

無冤録述 ················ 102

村田助六 ················ 72

モーツァルト ················ 108

モナリザ ················ 4

モンゴル ················ 38

や

病草紙 ················ 42

山極勝三郎 ················ 224

山中伸弥 ················ 228

山中常盤物語絵巻 ················ 48

山本五十六 ················ 200

山本勘助 ················ 56

雄略天皇 ················ 2

養老律令 ················ 24, 32

横綱 ················ 16, 18

吉岡彌生 ················ 158

四谷怪談 ················ 88

ら

ラジウム ················ 196

ラフマニノフ ················ 162

力道山 ················ 216

リハビリテーション ················ 87

リンカーン ················ 180

ルーズベルト ················ 184

ルノワール ················ 152

レーガン ················ 168

レンブラント ················ 40

ロートレック ················ 150

わ

ワシントン ················ 108, 178

索
引

著者紹介

篠田 達明（しのだ たつあき）

1937年，愛知県一宮市生まれ。1962年，名古屋大学医学部卒業。
愛知県心身障害者コロニー中央病院長，同コロニー総長を経て，
愛知県医療療育総合センター（前 愛知県心身障害者コロニー）名誉総長。

● 執筆歴

1963年	『ウサギの耳』(山極勝三郎　世界最初の人工がん成功譚)
1981年	『大御所の献上品』(家康侍医の受難)　85回 直木賞候補
1983年	『にわか産婆・漱石』　第8回 歴史文学賞受賞
1985年	『常夜燈』(明治期 漢方・洋方闘争譚)　94回 直木賞候補
1986年	『元禄魔胎伝』(大奥女人科医の受胎争い)　95回 直木賞候補
1987年	『浮世又兵衛行状記』　97回 直木賞候補
1991年	『法王庁の避妊法』(産婦人科医 荻野久作)　105回 直木賞候補
1994年	『闘う医魂 小説・北里柴三郎』
1997年	『白い激流 明治の医官・相良知安の生涯』
2004年	『病気が変えた日本の歴史』
2005年	『徳川将軍家十五代のカルテ』
2006年	『歴代天皇のカルテ』
2008年〜2010年	『元禄全麻伝』(琉球王の麻酔師) (月刊「大阪保険医雑誌」連載 全29回)
2011年〜2018年	『群星光芒 近代医人の群像「杉田玄白」〜「高木兼寛」』 (週刊「日本医事新報」連載 全322回)

秀吉の六本指／龍馬の梅毒

―Dr.シノダが読み解く歴史の中の医療―　　定価（本体 2,800 円＋税）

2020 年 5 月 31 日　第 1 版第 1 刷発行

著　者　　篠田　達明
　　　　　しのだ　たつあき

発行者　　福村　直樹

発行所　　金原出版株式会社
　　　　　〒113-0034 東京都文京区湯島 2-31-14
　　　　　電話　編集(03)3811-7162
　　　　　　　　営業(03)3811-7184
　　　　　FAX　　(03)3813-0288
　　　　　振替口座　00120-4-151494
　　　　　http://www.kanehara-shuppan.co.jp/

© 篠田達明，2020
検印省略
Printed in Japan

ISBN 978-4-307-00488-6

印刷・製本／三報社印刷㈱
デザイン／近藤企画